全国医学院校临床课程见习指导丛书

供护理学专业本科、高专、高职学生使用

总主编　何振华　张秀峰

护理学基础见习指导

第 2 版

主　编　谭玲玲　周艳玉　周红艳

主　审　邓爱辉

副主编　王志敏　张若若

编　委　（按姓氏笔画排序）

王　芳　王志敏　刘　静　阳　晶

肖　琳　吴宝玉　张若若　张黎黎

陈　莉　周红艳　周艳玉　钟　秋

贺玲玲　徐丽丽　黄　敏　龚美英

谢湘岚　谭玲玲　颜华艳

U0341912

科学出版社

北　京

内 容 简 介

本书为护理学类专业医学生见习必备指导书。全书涵盖了环境，患者入院和出院的护理，预防与控制医院感染，患者的安全与护士的职业防护，舒适，休息与活动，生命体征的测量与护理，冷、热疗法，饮食与营养，排泄，药物疗法与护理，静脉输液、输血，标本采集，疼痛患者的护理，病情观察及危重患者的抢救和护理，临终护理，医疗与护理文件等 17 个见习单元(共 80 学时)内容。各章节分别按见习要求、见习时数、见习准备、见习过程、知识精要、复习思考题等次序展开，以实用为主线，内容紧扣临床。

本书提供了临床见习教学程序、教学内容，对规范临床见习教学有重要的指导意义，是一本携带方便、实用价值较高的见习指导书和带教老师参考书。可供护理学专业本科、高专、高职学生使用。

图书在版编目(CIP)数据

护理学基础见习指导 / 谭玲玲，周艳玉，周红艳主编.
—2 版. —北京：科学出版社，2017.3
(全国医学院校临床课程见习指导丛书)
ISBN 978-7-03-051960-3

Ⅰ.①护… Ⅱ.①谭… ②周… ③周… Ⅲ.①护理学–实习–医学院校–教学参考资料 Ⅳ.①R47

中国版本图书馆 CIP 数据核字(2017)第 036667 号

责任编辑：周 园 李国红 / 责任校对：邹慧卿
责任印制：赵 博 / 封面设计：陈 敬

科学出版社 出版

北京东黄城根北街 16 号
邮政编码：100717
http://www.sciencep.com

天津市新科印刷有限公司 印刷
科学出版社发行 各地新华书店经销

*

2007 年 8 月第 一 版 开本：787×960 1/32
2017 年 3 月第 二 版 印张：5 3/4
2017 年 3 月第二次印刷 字数：87 000

定价：**22.00 元**
(如有印装质量问题，我社负责调换)

第 2 版前言

"全国医学院校临床课程见习指导丛书"是南华大学主导编写的医学实践教学教材的重要组成部分。本教材由南华大学附属第二医院专家团队组织编写,于 2007年 8 月由科学出版社发行第 1 版。

本教材自发行以来,受到同行们关注,对已进入临床见习阶段的医学生自主学习、带教老师规范开展见习带教均起到了积极的作用。但医学发展日新月异,新知识、新理论、新理念不断提出;执业医师分阶段考核的执行,5+3 教学模式的开展,均要求对教材内容进行必要的修订。近年来,读者们对本教材提出了许多宝贵意见,反馈了大量使用信息,对我们修订本教材帮助很大。

再版的"全国医学院校临床课程见习指导丛书"以人民卫生出版社出版的"十二五"普通高等教育本科国家级规划教材第 8 版为蓝本,结合近年来的循证医学证据,参考权威指南和专家共识进行修订。修订后的教材对结构、体例略有调整,增加见习阶段需要掌握的临床基本技能的内容,但总体仍保持简约、精炼的风格,相信本教材对医学生临床见习阶段学习及参加分阶段执业医师考核均能起到积极的作用。

本书在编写过程中得到了科学出版社、南华大学教务处、南华大学医学部、第二临床学院领导、教学科研部及各教研室的大力支持和帮助,在此谨致谢意!

由于编者才疏学浅，疏漏之处在所难免，恳请同仁不吝赐教，以便再版时予以修正。

何振华　张秀峰

2016 年 8 月于南华大学

第1版前言

护理学基础的教学目的是让学生通过学习和应用护理学基础的理论知识和操作技术，满足患者的生理及心理社会需求，并通过学习和护理实践与患者沟通，认识护士生的自身价值。

为了帮助护士生系统掌握护理基本理论、基础知识和基本技能，培养学生运用护理程序发现问题、分析问题和解决问题的能力，以及独立思考和评判性能力，并提高学习效率，编者根据多年的临床教学心得，特别注意到临床见习阶段老师示范和指导的重要性，力求使学生在见习中坚持理论联系实践，以患者为中心，把询问病史、体格检查、实验室及辅助检查所获得的资料进行评估、诊断、计划、实施和评价，以加深对所学理论知识的理解，并使学生的临床思维得到启发与训练，逐渐认识到作为一名合格护士自身的价值，为毕业实习打下良好的基础。

本书知识全面，简明扼要，以帮助学生把握重点、理解难点、启发思维。本书既是临床护生见习阶段的必备参考书，对低年资护士也有所帮助；同时，也是国家执业护士应试的参考书。

本书编写得到了南华大学教务处、医学院、护理学院、第二临床学院的领导、教学科研部及各教研室的大力支持和帮助，谨致谢意。

由于学识和编写经验不足，书中不足之处难以避免，祈望广大读者批评指正。

何振华　张明亮

2006 年 12 月于南华大学

目　录

见习一　环　　境

【见习要求】　了解医院各部门的布置及环境要求。

【见习时数】　4学时。

【见习准备】　学生准备好白大褂，口罩，帽子。

【见习过程】

1. 老师简述本次见习的大致内容。

2. 老师带学生参观医院各个科室的布局并讲解。

3. 老师以提问的方式结束见习。

【知识精要】　塑造舒适的环境可使患者心情舒畅、减轻患者的痛苦，以达到良好的治疗效果。

1. 环境与健康

（1）环境概述：环境是人类进行生产和生活活动的场所，是人类生存和发展的物质基础；是指人类所生存或生活的空间，分为内环境和外环境。

1）内环境：包括两方面：①生理环境：即身体的内环境；②心理环境：即人的心境。

2）外环境：由两部分组成：①自然环境：指人类周围的外环境，包括生活环境和生态环境；②社会环境：指人类生存及活动范围内的社会物质、精神条件的总和。包括人的社会交往、风俗习惯、经济、法律、政治、文化、教育和宗教等。

人的生理环境、心理环境、自然环境和社会环境是相互影响、相互制约的。

（2）环境因素对健康的影响

1）自然环境因素对健康的影响：气候对健康的影响：自然界的变迁，异常的气候现象，给人体健康带来了威胁。持续的高温环境可导致中暑，并有导致肾脏、循环系统疾病及脑卒中的危险；极冷的环境有增加呼吸道疾病和发生冻伤的可能；

地形地质对健康的影响：地形地质不同，地壳物质成分不同，各种化学元素含量的多少会对人类健康产生不同程度的影响；

自然环境因素失衡对健康的影响：

A. 空气污染：①室外空气污染：取决于大气中有害物质的种类、性质、浓度和持续时间，也取决于个体的敏感性。②室内空气污染：室内污染物来源和种类的增多，家用燃料及民用化工产品等大量进入室内；人们约有 80% 的时间是在室内度过的，与室内接触的时间多于室外；因此，室内空气质量的优劣直接关系到个体的健康。

B. 水污染：引起急性或慢性中毒，致癌、致畸、致突变，发生以水为媒介的传染病。

C. 土壤污染：被病原体污染的土壤能传播伤寒、痢疾、病毒性肝炎等传染病。

D. 噪声污染：噪声对人体的危害主要有干扰睡眠和休息、造成暂时性或永久性听力损伤。

E. 辐射：可造成灼伤、导致皮肤癌以及一些潜在的危害。

2）社会环境因素对健康的影响：①社会经济：主导作用；②社会阶层：反映人们所处的社会环境；③社会关系：基本社会群体构成的社会网络；④文化因素：物质和精神文明的总和；⑤生活方式：各种个人和社会的行为模式；⑥卫生服务：向个人和社区提供范围广泛的促进健康，预防疾病的医疗护理和康复服务，保护和促进人群的健康。

（3）护理与环境的关系

护理的基本任务：促进健康、预防疾病、恢复健康、减轻痛苦。

2. 医院环境

（1）医院环境的特点及分类：医院是对特定的人群进行防病治病的场所，是专业人员在以治疗为目的的前提下创造的一个适合患者恢复身心健康的环境。良好的医院环境应具备以下特点：①服务专业性；②安全舒适性；③管理统一性；④文化特殊性。

医院环境是医务人员为患者提供医疗服务的场所，可分为物理环境和社会环境两大类。

（2）医院环境的调控

1）物理环境的调控

A. 空间：病床之间的距离不得少与 1 米。

B. 温度：一般保持室温在 18～22℃，新生儿及老年患者，室温以保持在 22～24℃为佳。

C. 湿度：为空气中含水分的程度。病室湿度一般指相对湿度，即在单位体积的空气中，一定温度的条件下所含水蒸气的量与其达到饱和时含量的百分比。病室湿度以 50%～60%为宜。

D. 通风：一般通风 30 分钟可达到置换室内空气的目的。

E. 噪声：工作人员在说话、行动与工作时应注意"四轻"：说话轻，走路轻，操作轻，关门轻。

F. 光线：病室采光有自然光源和人工光源。

G. 装饰：布置简单，整洁美观，优美悦目。

2）社会环境的调控

A. 人际关系：人际关系在医院环境中具有重要的作用，它可以直接或间接地影响患者的康复。对于住院患者来说，影响其身心康复的重要人际关系包括医患关系及病友之间的关系。

B. 医院规章制度：对患者进行指导，保证诊疗护理工作的正常进行，使预防和控制院内感染工作便于实施。

【复习思考题】

1. 病室湿度不当对患者有哪些影响？

2. 噪音对患者的影响有哪些？

3. 护士如何处理与患者家属的关系？

 笔记栏

（吴宝玉）

见习二　患者入院和出院的护理

【见习要求】

1. 明确出、入院护理的内容，能对患者进行出、入院护理。

2. 进一步熟悉铺床的方法。

【见习时数】　4学时。

【见习准备】　学生备好纸、笔，备好白大褂、口罩、帽子；备好运送患者的用物。

【见习过程】

1. 简述对患者进行入院和出院护理的程序。

2. 详细讲解各相关入院及出院表格填写的注意事项。

3. 老师演示搬运患者的方法。

4. 老师以提问方式结束见习。

【知识精要】　为患者提供良好的入院和出院护理及指导，能使患者身心愉快，有助于疾病的康复。

1. 患者入院的护理　患者入院护理是指患者经门诊或急诊医生诊查后，因病情需要住院做进一步观察、检查和治疗时，经诊查医生建议并签发住院证后，由护士为患者提供的一系列护理工作。

（1）入院程序

1）办理入院手续。

2）实施卫生处置。

3）护送患者进入病区。

（2）患者进入病区后的初步护理

1）门诊患者的入院护理：①准备床单位及用物，

迎接新患者；②通知负责医生诊查患者；③协助患者佩戴腕带标识，进行入院护理评估：测量体温、脉搏、呼吸、血压及体重，必要时测量身高；④通知营养室为患者准备膳食；⑤填写住院病历和有关护理表格；⑥介绍与指导：向患者及家属介绍病区环境、有关规章制度、床单位及相关设备的使用方法，指导常规标本的留取方法、时间及注意事项；⑦执行入院医嘱及给予紧急护理措施。

2）急诊患者的入院护理：①通知医生；②准备急救药物和急救设备；③安置患者；④入院护理评估；⑤配合救治。

（3）铺床法：以备用床为例。

1）目的：保持病室整洁，准备接收新患者。

2）用物准备（以被套法为例）：治疗车、床、床垫、床褥、棉胎或毛毯、枕芯、大单或床褥罩、被套、枕套。

3）操作流程：①放置用物；②移开床旁桌；③检查床垫；④铺床褥；⑤铺床单或床褥罩；⑥铺棉被或毛毯；⑦套枕套；⑧移回床旁桌、床旁椅；⑨推治疗车离开病室；⑩操作前后洗手。

4）注意事项：①符合铺床的实用、耐用、舒适、安全的原则；②床单中缝与床中线对齐，四角平整、紧扎；③被头充实，盖被平整、两边内折对称；④枕头平整、充实，开口背门；⑤注意省时、节力；⑥病室及患者床单位环境整洁、美观。

（4）分级护理：是指根据对患者病情的轻、重、缓、急以及自理能力的评估结果，给予不同级别的护理。通常将护理级别分为四个等级，即特级护理、一级护理、二级护理及三级护理。

2. 患者出院的护理

（1）患者出院前的护理

1）通知患者及家属：护士根据出院医嘱协助患者办理出院手续。

2）进行健康教育：根据患者的康复状况，进行合理的健康教育。

3）注意患者的情绪变化：护士应特别注意病情无明显好转、转院、自动离院的患者并做好相应的护理。

4）征求意见：征求患者对医院医疗护理等各项工作的意见，以便不断提高医疗护理质量。

（2）患者出院当日的护理

1）医疗护理文件的处理：①执行出院医嘱；②填写患者出院护理记录单；③按要求整理病历，交病案室保存。

2）患者的护理：①协助解除腕带标识；②协助患者清理用物；③协助患者或家属办理出院手续。

3）病室及床单位的处理：①病室开窗通风；②出院患者床单位处理；③铺好备用床，准备迎接新患者。

3. 运送患者法

（1）轮椅运送法

1）目的：①护送不能行走但能坐起的患者入院、出院、检查、治疗或室外活动；②帮助患者下床活动，促进血液循环和体力恢复。

2）用物准备：轮椅（各部件性能良好），毛毯（根据季节准备），别针，软枕（根据患者需要）。

3）操作流程：①检查与核对；②放置轮椅；③患者上轮椅前的准备；④协助患者上轮椅；⑤协助患者下轮椅；⑥推轮椅至原处放置。

4）注意事项：①保证患者安全、舒适；②根据室外温度适当地增加衣服、盖被（或毛毯），以免着凉。

（2）平车运送法

1）目的：运送不能起床的患者入院，做各种特殊检查、治疗、手术或转运。

2）用物准备：平车（各部件性能良好，车上置以被单和橡胶单包好的垫子和枕头），带套的毛毯或棉被。

3）操作流程：①检查与核对；②安置好患者身上的导管等；③搬运患者：挪动法、一人搬运法、二人搬运法、三人搬运法、四人搬运法；④铺暂空床；⑤运送患者。

4）注意事项：①搬运时注意动作轻缓、准确，确保患者安全、舒适；②搬运过程中，注意观察患者的病情变化，避免造成损伤等并发症；③保证患者的持续性治疗不受影响。

【复习思考题】 简述特级护理的适用对象和护理内容。

笔记栏

（徐丽丽）

见习三　预防与控制医院感染

【见习要求】

1. 掌握煮沸消毒、压力蒸汽灭菌法的注意事项及化学消毒剂的使用原则。

2. 熟悉临床上常用的化学消毒剂。

3. 掌握清洁、消毒、灭菌的概念及常用方法。

4. 掌握无菌操作技术，洗手技术，穿脱隔离衣技术。

5. 了解隔离种类及措施。

【见习时数】　4学时。

【见习准备】

1. 学生准备：白大褂、口罩、帽子。

2. 无菌物品、手套、消毒液等。

【见习过程】

1. 老师详细讲解预防与控制医院感染的措施。

2. 学生分组练习无菌操作技术，由老师指导。

3. 老师以提问方式结束见习。

【知识精要】　世界卫生组织提出有效控制医院感染的关键措施为：清洁、消毒、灭菌、无菌技术、合理使用抗生素、消毒与灭菌的效果检测。

1. 医院感染

（1）概念：医院感染是指住院患者在医院内获得的感染，包括在住院期间发生的感染和在医院内获得而出院发生的感染；但不包括入院前已开始或入院时已处于潜伏期的感染。

（2）医院感染的形成：医院感染的发生必须具备感染源、传播途径、易感宿主三个基本条件。当三者同时存在并相互联系时，就构成了感染链，可能导致感染。

1）感染源：指病原微生物自然生存、繁殖并排出的场所或宿主（人或动物）。主要的感染源有：①已感染的患者及病原携带者；②动物感染源；③环境贮源。

2）传播途径：指微生物从感染源传到易感宿主的途径和方式。包括：①接触传播：直接接触传播、间接接触传播；②空气传播；③飞沫传播。

3）易感宿主：指对感染性疾病缺乏免疫力而易感染的人。与下列因素有关：①年龄、性别、种族及遗传；②正常的防御功能不健全；③疾病与治疗情况；④营养状态；⑤生活型态；⑥精神面貌；⑦持续压力等。

（3）医院感染的类型：医院感染按其感染源分内源性感染和外源性感染。

1）外源性感染（交叉感染）：感染源不是患者自身。病原微生物通过医院内其他人或环境传播给患者而引起感染。

2）内源性感染（自身感染）：感染源是患者自己。寄居在患者体内的正常菌群或条件致病菌通常是不致病的，只有当人的免疫功能受损、健康状况不佳或抵抗力下降时才会发生感染。

（4）医院感染的管理

1）建立三级监控体系。

2）健全各项规章制度。

3）认真落实医院感染管理措施。

4）加强医院感染教育，明确医务人员在医院感染管理中的职责。

2. 清洁、消毒、灭菌的概念

（1）清洁：是指用物理方法消除物品表面的污垢、

尘埃和有机物，其目的是去除和减少微生物，但并非杀灭微生物。

（2）消毒：是指用物理或化学方法清除或杀灭除芽孢以外的所有病原微生物，使其达到无害程度的过程。

（3）灭菌：是指用物理或化学方法杀灭全部微生物，包括致病的和非致病的微生物，也包括细菌芽孢和真菌孢子。灭菌是个绝对的概念，灭菌后的物品必须是完全无菌的。

3. 消毒、灭菌的方法　包括物理消毒灭菌法和化学消毒灭菌法两大类。

（1）物理消毒灭菌法

1）热力消毒灭菌法：①干热灭菌：有燃烧法和干烤法两种方法；②湿热消毒灭菌：有煮沸消毒法与压力蒸气灭菌法两种方法。

2）光照消毒法：①日光曝晒法；②紫外线灯管消毒法；③臭氧灭菌灯消毒法。

3）电离辐射灭菌法。

4）微波消毒灭菌法。

5）机械除菌。

（2）化学消毒灭菌法

1）化学消毒剂分类：①高效消毒剂：可杀灭一切微生物，包括芽孢和真菌孢子；②中效消毒剂：可杀灭细菌繁殖体，结核杆菌、病毒，不能杀灭芽孢；③低效消毒剂：可杀灭细菌繁殖体，部分真菌和亲脂性病毒，不能杀灭结核杆菌、亲水性病毒或芽孢。

2）化学消毒灭菌剂使用原则：①根据物品的性能及病原体的特性，选择合适的消毒剂。②严格掌握消毒剂的有效浓度。消毒剂应定期更换，易挥发的要加盖，并定期检测、调整浓度。③严格掌握消毒剂的消毒时间和使用方法。④消毒物品要洗净擦干，浸没在消毒液内，注意打开物品的轴节或套盖。在使用前用无菌生理盐水冲洗，避免消毒剂刺激人体组织。

3）常用化学消毒灭菌法：①浸泡法；②喷雾法；③擦拭法；④熏蒸法。

4）常用化学消毒灭菌剂：①过氧乙酸；②含氯消毒剂；③二氧化氯；④环氧乙烷；⑤臭氧；⑥戊二醛；⑦碘伏；⑧乙醇；⑨氯己定（洗必泰）；⑩新洁尔灭。

4. 无菌技术

（1）无菌技术的概念：无菌技术是指在医疗、护理操作中，防止一切微生物侵入人体和防止无菌物品、无菌区域被污染的操作技术。

（2）无菌技术的操作原则

1）环境清洁且宽敞。

2）工作人员仪表整洁穿戴规范。

3）无菌物品管理规范有序。

4）严格无菌操作，正确取用无菌物品。

5）一套无菌物品只供一位患者使用。

（3）无菌技术基本操作方法

1）使用无菌持物钳法

A. 目的：取放和传递无菌物品，保持无菌物品的无菌状态。

B. 操作步骤

a. 核查无菌包的名称及有效性。

b. 取持物筒、持物钳：打开无菌包，查看包内化学指示卡，取出持物筒及持物钳，保持持物钳前端向下，在腰部以上视线范围内活动，不可倒转向上。

c. 用后闭合钳端，快速垂直放回持物筒，关闭持物筒盖。

　　d. 使用后注明开包日期、时间并签名，4 小时内有效。

　　C. 注意事项

　　a. 严格遵守无菌操作原则。

　　b. 取、放无菌持物钳时应闭合钳端，不可触及容器口及边缘。

　　c. 不可用无菌持物钳夹取油纱布，防止油粘于钳端而影响消毒效果；不可用无菌持物钳换药或消毒皮肤，以防被污染。

　　d. 无菌持物钳一旦污染或可疑污染应重新灭菌。

　　e. 应 4 小时更换 1 次。

　　2）使用无菌容器法

　　A. 目的：用于盛放无菌物品并保持其无菌状态。

　　B. 操作步骤

　　a. 核查无菌包的名称及有效性。

　　b. 取出无菌容器并盖好容器盖，查看包内化学指示卡。

　　c. 注明标识、开包日期、时间，签名，置于治疗车上。

　　d. 取物时，打开容器盖，内面向上置于稳妥处或拿在手中，用无菌持物钳从无菌容器内夹取无菌物品。

　　e. 取物后，立即将盖盖严。

　　C. 注意事项

　　a. 严格遵循无菌操作原则。

　　b. 移动无菌容器底部时，应托住底部，手指不可触及无菌容器的内面及边缘。

　　c. 从无菌容器内取出的物品，即使未用，也不可再放回无菌容器中。

　　d. 无菌容器应定期灭菌，一经打开，使用时间不超过 24 小时。

3）使用无菌包法

A. 目的：用无菌包布包裹无菌物品用以保持物品的无菌状态，供无菌操作使用。

B. 操作步骤

a. 核查无菌包的名称及有效性。

b. 将无菌包平放在清洁、干燥、平坦处，手接触包布四角外面，依次揭开四角。

c. 查看包内化学指示卡。

d. 用无菌持物钳夹取所需物品，放在备妥的无菌区。

e. 按原折痕重新包装无菌包，注明开包日期、时间并签名。

f. 将包托在手上，另一手打开包布四角并捏住。

g. 稳妥地将包内物品放在备妥的无菌区内。

h. 将包布折叠放妥，查看包内化学指示卡。

C. 注意事项

a. 严格遵守无菌操作原则。

b. 无菌包布应为非漂白织物，包布除四周外不应有缝线，不应缝补；初次使用前高温洗涤、脱脂去浆、去色。

c. 打开无菌包时手只能接触包布四角的外面，不可触及包布内面，不可跨越无菌区。

d. 包内物品未用完，应按原折痕重新包装无菌包，注明开包日期、时间并签名，使用时间不超过 4 小时。

e. 无菌包应定期灭菌，有效期为 7 天，如超过有效期、被污染或包布受潮，则需重新灭菌。

4）铺无菌盘法

A. 目的：形成无菌区域以放置无菌物品，供治疗护理用。

B. 操作步骤

a. 核查无菌包的名称及有效性。

b. 打开无菌包，查看包内化学指示卡，用无菌持物钳取一块治疗巾置于治疗盘内。

c. 铺盘

单层底铺盘法：①铺巾：双水捏住无菌巾一边外面两角，轻轻抖开，双折平铺于治疗盘上，将上层呈扇形折至对侧，开口向外；②放入无菌物品；③双手捏住扇形折叠层治疗巾外面，遮盖于物品上，对齐上下层边缘，将开口处向上翻折两次，两侧边缘分别向下折一次，露出治疗盘边缘。

双层底铺盘法：①双手捏住无菌巾一边外面两角，轻轻抖开，从远到近，3折成双层底，上层呈扇形折叠，开口向外；②放入无菌物品；③放入无菌物品，拉平扇形折叠层，盖于物品上，边缘对齐。

d. 记录：注明铺盘日期及时间并签名。

C. 注意事项

a. 严格遵循无菌操作原则。

b. 铺无菌盘区域必须清洁干燥、无菌巾避免潮湿、污染。

c. 铺盘时非无菌物品和身体应与无菌盘保持适当距离，手不可触及无菌巾内面，不可跨越无菌区。

d. 铺好的无菌盘应尽早使用，有效期不超过4小时。

5）倒取无菌溶液法

A. 目的：保持无菌溶液的无菌状态，供治疗护理用。

B. 操作步骤

a. 清洁：取盛有无菌溶液的密封瓶，擦净瓶外灰尘。

b. 查对：检查并核对：瓶签上的药名、剂量、浓度和有效期；瓶盖有无松动；瓶身有无裂缝；溶液有无沉淀、浑浊或变色。

c. 开瓶：用启瓶器撬开瓶盖，消毒瓶盖，待干后打开瓶塞。

d. 倒液：手持溶液瓶，瓶签朝向掌心，倒出少量溶液旋转冲洗瓶口，再由原处倒出溶液。

e. 盖塞：倒好溶液后立即塞好瓶盖。

f. 记录：在瓶签上注明开瓶日期及时间并签名，放回原处。

g. 处理：按要求整理用物并处理。

C. 注意事项

a. 严格遵循无菌操作原则。

b. 不可将物品伸入无菌溶液瓶内蘸取溶液；倾倒液体时不可直接接触无菌溶液瓶口；已倒出的溶液不可再倒回瓶内以免污染剩余溶液。

c. 已开启的无菌溶液瓶内的溶液，24小时内有效，余液只作清洁操作用。

6）戴、脱无菌手套法

A. 目的：预防病原微生物通过医务人员的手传播疾病和污染环境，适用于医务人员进行严格的无菌操作时，接触患者破损皮肤、黏膜时。

B. 操作步骤

a. 检查并核对无菌手套袋外的号码及有效性。

b. 将无菌手套外包装拆开，平放于清洁、干燥的桌面上打开。

c. 两手同时掀开手套开口处，用一手拇指和示指同时捏住两只手套的反折部分，取出手套。

d. 将两手套五指对准，先戴一只手，再以戴好手套的手指插入另一只手套的反折内面，同法戴好。

e. 将手套的翻边扣套在工作服衣袖外面，双手对合检查是否漏气，并调整手套位置。

f. 操作完后，用戴着手套的手捏住另一手套腕部外面，翻转脱下；再将脱下手套的手伸入另一手套内，捏住内面边缘将手套向下翻转脱下。

g. 按要求整理用物并处理。

C. 注意事项

a. 严格遵循无菌操作原则。

b. 选择合适手掌大小的手套尺码，修剪指甲，以防刺破手套。

c. 戴手套时手套外面不可触及任何非无菌物品；已戴手套的手不可触及未戴手套的手及另一手套的内面；未戴手套的手不可触及手套的外面。

d. 戴手套后双手应始终保持在腰部或操作台面以上视线范围内的水平；如发现有破损或可疑污染应立即更换。

e. 脱手套时，应翻转脱下，避免强拉，注意勿使手套外面（污染面）接触到皮肤，脱手套后应洗手。

5. 隔离技术操作

（1）帽子、口罩的使用

A. 目的：保护工作人员和患者，防止感染和交叉感染。

B. 操作流程

a. 按六步洗手法洗手。

b. 将帽子遮住全部头发，戴妥。

c. 将口罩罩住鼻、口及下巴，口鼻下方带系于颈后，上方带系与头顶中部。

d. 将双手指尖放在口罩上方塑形条上，从中间位置开始，用手指向内按压，并初步向两侧移动，根据鼻梁形状塑造鼻夹。

e. 调整系带的松紧度，检查闭合性。

f. 操作完毕后，洗手后取下口罩，先解开下面的系带，再解开上面的系带，用手指捏住系带将口罩丢入医疗垃圾袋内。

g. 洗手后取下帽子。

C. 注意事项

a. 使用帽子的注意事项：①进入污染区和清洁环境前、进行无菌操作等应戴帽子；②帽子要大小合适，能遮住全部头发；③被患者血液、体液污染后应及时更换；④一次性帽子应一次性使用后，放入医疗垃圾袋集中处理；⑤布制帽子保持清洁干燥，每次或每天更换与清洁。

b. 使用口罩的注意事项：①始终保持口罩的清洁、干燥；口罩潮湿后、受到患者血液、体液污染后，应及时更换；②脱口罩前后应洗手，使用后的一次性口罩，应放入医疗垃圾袋集中处理；③正确戴口罩，不应只用一只手捏鼻夹；戴上口罩后，不可用污染的手触摸口罩。

（2）护目镜、防护面罩的使用

1）在进行诊疗、护理操作，可能发生患者血液、体液、分泌物等喷溅时。

2）近距离接触经飞沫传播病患者时。

3）为呼吸道传染病患者进行气管切开、气管插管等近距离操作，可能发生患者血液、体液、分泌物喷溅时，应使用全面型防护面罩。

注意事项：①使用前应检查有无破损，佩戴装置有无松脱；②佩戴后应调节舒适度；③摘下护目镜、防护面罩时应捏住靠头或耳朵的一边，放入医疗垃圾袋内，如需重复使用，应及时清洁、消毒，保存干燥备用。

（3）穿脱隔离衣

A. 目的：保护医务人员避免受到血液、体液和其他感染性物质污染，或用于保护患者避免感染。

B. 操作流程

a. 评估患者的病情、治疗与护理、隔离的种类及措施、穿隔离衣的环境。

b. 查对隔离衣、手持衣领取衣，将隔离衣清洁面朝向自己，污染面向外，衣领两端向外折齐，对齐肩缝，露出肩袖内口。

c. 一手持衣领，另一手伸入一侧袖内，持衣领的手向上拉衣领，将衣袖穿好；换好持衣领，依上法穿好另一袖。

d. 两手持衣领，由领子中央顺着边缘由前向后系好衣领。

e. 扣好袖口或系上袖带，需要时用橡皮圈束紧袖口。

f. 将隔离衣一边逐渐向前拉，见到衣边捏住，同法捏住另一侧衣边。两手在背后将衣边边缘对齐，向一侧折叠，一手按住折叠处，另一手将腰带拉至背后折叠处，腰带在背后交叉，回到前面打一活结系好。

g. 操作完毕，解开腰带，在前面打一活结。

h. 解开袖口，在肘部将部分衣袖塞入工作衣袖内，充分暴露双手。

i. 消毒双手。

j. 解开领带。

k. 一手伸入另一侧袖口内，拉下衣袖过手，再用衣袖遮住的手在外面握住另一衣袖的外面并拉下袖子，两手在袖内使袖子对齐，双臂逐渐退出。

l. 双手持领，将隔离衣两边对齐，挂在衣钩上，不再穿的隔离衣,脱下后清洁面向外,卷好投入医疗污物袋中或回收袋内。

C. 注意事项

a. 隔离衣只能在规定区域内穿脱,穿前检查有无潮湿、破损,长短须能全部遮住工作服。

b. 隔离衣每日更换,如有潮湿或污染,应立即更换。

c. 穿隔离衣过程中避免污染衣领、面部、帽子和清洁面,始终保持衣领清洁。

d. 穿好隔离衣后,双臂保持在腰部以上,视线范围内;不得进入清洁区,避免接触清洁物品。

e. 消毒手时不能沾湿隔离衣,隔离衣也不可触及其他物品。

f. 脱下的隔离衣如挂在半污染区,清洁面向外;挂在污染区则污染面向外。

g. 下列情况应穿隔离衣:①接触经接触传播的感染性疾病患者如传染病患者、多重耐药菌感染患者等时;②对患者实行保护性隔离时,如大面积烧伤、骨髓移植等患者的诊疗、护理时;③可能受到患者血液、体液、分泌物、排泄物喷溅时。

(4) 穿、脱连体防护服

A. 目的:保护医务人员和患者,避免感染和交叉感染。

B. 操作流程

a. 取防护服,查对防护服型号、是否干燥、完好。

b. 穿防护服:穿下衣→穿上衣→戴帽子→拉拉链。

c. 脱防护服:①拉开拉链:将拉链拉到底;②脱帽子:上提帽子使帽子脱离头部;③脱衣服:先脱袖子,再由上向下边脱边卷,污染面向里,全部脱下后置于医疗垃圾袋内。

　　C. 注意事项

　　a. 防护服只能在规定区域内穿脱，穿前检查有无潮湿、破损。

　　b. 接触多个同类传染病患者时，防护服可连续使用；接触疑似患者时，防护服应每次更换。

　　c. 防护服如有潮湿、破损或污染，<u>应立即更换</u>。

　　d. 下列情况应穿防护服：①临床医务人员在接触甲类或按甲类传染病管理的传染病患者时；②接触经空气传播或飞沫传播的传染病患者，可能受到患者血液、体液、分泌物、排泄物喷溅时。

6. 洗手

　　A. 目的：清除手部皮肤污垢和大部分暂住菌，切断通过手传播感染的途径。

　　B. 操作流程

　　a. 在流动水下，使双手充分淋湿并取洗手液均匀涂抹。

　　b. 内——掌心相对，手指并拢，相互揉搓。

　　c. 外——手心对手背沿指缝相互揉搓，交叉进行。

　　d. 夹——掌心相对，双手交叉指缝相互揉搓。

　　e. 弓——弯曲手指使关节在另一手掌心旋转揉搓，交叉进行。

　　f. 大——右手握住左手大拇指旋转揉搓，交换进行。

　　g. 立——将五个手指尖并拢放在另一手掌心旋转揉搓，交叉进行。（必要时增加手腕部清洗。）

　　C. 注意事项

　　a. 当手部有血液或其他体液等肉眼可见污染时，应用洗手液或流动水洗手；当手部没用肉眼可见污染时可用速干手消毒剂消毒双手，揉搓方法与洗手方法相同。

b. 洗手方法正确,认真揉搓双手至少 15 秒,手的各个部位都需洗到位、冲净,尤其要认真清洗指背、指尖、指缝和指关节等易污染部位;冲净双手时注意指尖向下。

c. 洗手时注意避免污染周围环境。

d. 洗手指征:接触病人前;清洁或无菌操作前;接触病人血液体液、摘手套后;接触病人后;接触病人物品后。

笔记栏

(谢湘岚)

见习四　患者的安全与护士的职业防护

【见习要求】

1. 了解医院内常见的不安全因素，掌握有效的防范措施。

2. 掌握各种保护具和辅助器具的使用方法。

3. 了解标准预防方法。

4. 掌握锐器伤的处理和预防措施。

5. 掌握化疗药物的配制方法及暴露后的处理。

【见习时数】　4 学时。

【见习准备】

1. 1 个患者/小组。

2. 学生穿好白大褂、戴好口罩和帽子。

3. 准备各种保护具和辅助器具，部分器具可使用图片和视频。

4. 隔离衣 2 套。

5. 模拟化疗药物 2 支。

【见习过程】

1. 老师与学生讨论医院内常见的不安全因素，探讨有效的防范措施。

2. 演示各种保护具和辅助器具的使用方法。

3. 老师演示标准预防，学生实际操作，老师纠正学生操作过程的错误。

4. 讲解锐器伤的处理和预防流程。

5. 老师使用模拟化疗药物演示化疗药物的配制及暴露后的处理，并展开学生讨论。

【知识精要】

1. 医院内常见不安全因素及防范

（1）医院内常见不安全因素

1）物理性损伤：①机械性损伤：最常见的是跌伤、撞伤等；②温度性损伤：冷、热（冻伤、烫伤）；③压力性损伤：压疮、石膏或夹板导致的局部压疮、高压氧舱治疗不当所致的气压伤；④放射性损伤：放射性诊断和治疗所致。

2）化学性损伤：药物使用不当或错用引起。

3）生物性损害：主要是微生物及昆虫对人体的伤害。

4）心理性损伤：由各种原因所致的情绪不稳定、精神受到打击等引起。

（2）保护患者的安全措施

1）保护具的应用：适用于小儿患者、坠床发生概率高者、实施某些眼科特殊手术、精神病患者、易发生压疮者、皮肤瘙痒者。常用保护具有：①床档：多功能床栏、半自动床栏及围栏式床栏；②约束带：肩部约束带、手肘约束带、肘部保护器、约束手套、约束衣及膝部约束带等；③支被架。

2）辅助器：为患者提供保持身体平衡与身体支持的器材。常用的辅助器有：①拐杖：提供给短期或长期残障者离床时使用；②手杖：常用于不能完全负重的残障者或老年人；③助行器：适用于上肢健康，下肢功能较差的患者。

2. 标准预防

（1）标准预防的定义：视所有患者的血液、体液、分泌物及排泄物等都具有潜在的传染性，接触时均应采取防护措施，以防止血源性传播疾病和非血源性传播性疾病的传播。

（2）标准预防的基本内容

1）隔离对象：视所有患者的血液、体液、分泌物及排泄物等都具有传染性。

2）防护：双向防护，防止疾病双向传播。

3）隔离措施：包括接触隔离、空气隔离及微粒隔离等，重点是洗手和洗手的时机。

（3）标准预防技术：包括洗手、戴手套、穿隔离衣、戴护目镜和面罩等，通过采取综合性防护措施，减少受感染的机会。

3. 锐器伤的预防和处理

（1）锐器伤概述：锐器伤是常见的一种职业损伤。引起锐器伤的利器主要有玻璃类和金属类。污染锐器的伤害是导致护士发生血源性传播疾病最主要的职业性因素；而最常见、危害性最大的是乙型肝炎病毒、丙型肝炎病毒和人类免疫缺陷病毒。

（2）锐器伤的发生原因

1）护士自我防护意识淡薄。

2）护士技术不熟练和操作不规范。

3）意外损伤。

4）患者因素。

5）身心疲劳。

6）教育培训不够，防护用品不到位。

（3）锐器伤的预防措施

1）建立锐器伤防护制度，提高自我防护意识：严格执行护理操作常规和消毒隔离制度，执行标准化预防措施，规范操作行为，培养良好的职业素质。强化戴手套和洗手意识。

2）规范锐器使用时的防护。

3）纠正易引起锐器伤的危险行为。

4）严格管理医疗废物。

5）加强护士健康管理。

6）与患者沟通配合。

7）适当调整护士工作强度和心理压力。

8）使用具有安全装置的护理器材。

（4）锐器伤的应急处理流程

1）受伤护士保持镇静，戴手套者按照规范迅速脱去手套。

2）处理伤口：从近心端向远心端挤出伤口的血液；肥皂水、流动水反复冲洗伤口；生理盐水反复冲洗皮肤或黏膜；75%乙醇溶液或 0.5%碘伏消毒伤口并包扎。

3）及时填写锐器伤登记表，报告部门负责人、预防保健科及医院感染管理科。

4）评估锐器伤：对患者血液中所含有病原微生物的多少及伤口的深度、范围及暴露时间进行评估，并做相应处理。

5）根据患者血清学检测结果进行相应的处理和监测。

4. 化疗药物的配制方法及暴露后的预防

（1）化疗药物损伤的预防措施：化疗防护应遵循两个基本原则，即减少与化疗药物的接触及减少化疗药物污染环境。

1）配制化疗药物的场所配置Ⅱ级或Ⅲ级垂直层流生物安全柜，护士在安全的环境下进行配制。

2）配备专业人员：护士通过专业理论和技术操作培训及考核；定期检查肝肾功能、血常规等。

3）化疗药物配制时的防护措施及要求：①操作前准备：配药时穿长袖低渗透的隔离衣，戴帽子、口罩、护目镜、聚氯乙烯手套并外套一副乳胶手套。②正确打开安瓿：打开安瓿前应轻弹其颈部，使附着的药粉降至瓶底。掰开安瓿时应垫纱布，避免药粉、药液外溢，或玻璃碎片四处飞溅，并防止划破手套。③防止药物溢出：溶解药物时，溶媒应沿瓶壁缓慢注入瓶底，待药粉浸透后再晃动，以防药粉溢出。④稀释瓶装药物及抽取药液时，应插入双针头，以排除瓶内压力，防止针栓脱出造成污染；抽取药液后，在药瓶内进行排气和排液后再拔针，不要将药物排于空气中；抽取药液时用一次性注射器和针腔较大的针头，所抽药液以不超过注射器容积3/4为宜；抽出药物后放入垫有聚乙烯薄膜的无菌盘内备用。⑤操作后处理：操作结束后，用水冲洗和擦洗操作台。脱去手套后彻底冲洗双手并进行淋浴，以减轻药物的副作用。

　　4）化疗药物给药时的防护：静脉给药时应戴手套；确保注射器与输液管连接紧密。

　　5）化疗药物污染的处理：药液溢到桌面或地面，应立即用吸水毛巾或纱布吸附；若为粉剂则可用湿纱布轻轻擦抹，并用肥皂水擦洗污染表面后，再用75%乙醇溶液擦拭。

　　6）集中处理化疗废物和污染物。

　　（2）化学药物暴露后的处理流程

　　1）迅速脱去手套或隔离衣。

　　2）立即用肥皂水和清水清洗污染部位的皮肤。

　　3）眼睛被污染时，应迅速用清水或等渗眼液冲洗眼睛。

　　4）记录接触情况，必要时就医治疗。

【复习思考题】

1. 你在给一个乙肝患者抽血完成后，被采血针扎伤，你该如何处理？

2. 一个昏迷患者住院，作为他的主管护士，该如何对其进行安全保护？

（张若若）

见习五 舒 适

见习五（1） 口腔护理

【见习要求】

1. 能正确叙述口腔护理的评估内容。

2. 掌握口腔护理的目的和操作的注意事项。

3. 掌握常用口腔护理溶液的选择与应用。

【见习时数】 2学时。

【见习准备】

1. 患者：1人/小组。

2. 取舒适、安全且易于操作的体位。

3. 学生准备白大褂，戴口罩、帽子，修剪指甲。

【见习过程】

1. 老师详细讲解口腔卫生指导过程。

2. 学生分组对患者的口腔问题做护理计划。

3. 老师以提问的方式结束见习，或者实习前后开讨论会。

【知识精要】 评估患者对保持口腔卫生重要性的认识程度，如刷牙方法、口腔清洁用具的选用、牙线使用方法、义齿的护理，以及影响口腔卫生的因素等。

1. 口腔卫生指导

（1）正确选择和使用口腔清洁用具。

（2）采用正确的刷牙方法。

1）外侧面牙齿刷法。

2）内侧面牙齿刷法。

3）咬合面牙齿刷法。

4）舌面刷洗法。

（3）正确使用牙线

1）牙签线。

2）使用丝线或尼龙线作牙线。

3）拉锯式将牙线嵌入牙间隙，清洁下牙。

4）拉锯式将牙线嵌入牙间隙，清洁上牙。

5）将牙线用力弹出，每个牙缝反复数次。

2. 义齿的清洁护理 当患者不能自行清洁口腔时，护士应协助患者完成义齿的清洁护理。操作前护士带好手套，取下义齿，清洁义齿并进行口腔护理。取下的义齿应浸没于贴有标签的冷水杯中，每日换水一次。注意勿将义齿浸于热水或乙醇中，以免变色、变形及老化。

3. 特殊口腔护理 对于高热、昏迷、危重、进食、鼻饲、口腔疾患、术后及生活不能自理的患者，护士应遵医嘱给予特殊口腔护理，一般每日2～3次。目的是保持口腔清洁、湿润、预防口腔感染等并发症，预防和减轻口腔异味，清除牙垢，增进食欲，确保患者舒适。

（1）操作步骤

1）备齐用物，携至患者床旁，核对患者床号和姓名。

2）协助患者侧卧或仰卧，头偏向一侧，面向护士。

3）铺治疗巾于患者颈下，置弯盘于患者口角旁。

4）湿润口唇。

5）协助患者用吸水管吸水漱口。

6）嘱患者张口，护士一手持手电筒，一手持压舌板观察口腔情况。昏迷患者或牙关紧闭者可用开口器协助张口。

7）用弯止血钳夹取含有无菌溶液的棉球，拧干棉球，其擦拭顺序如下：①嘱患者咬合上、下齿，用压舌板轻轻撑开左侧颊部，擦洗左侧牙齿的外面。沿纵向擦洗牙齿，按顺序由白齿洗向门齿。同样擦洗右侧牙齿。

②嘱患者张开上、下齿，擦洗牙齿左上内侧面、左上咬合面、左下内侧面、左下咬合面，弧形擦洗左侧颊部。同样方法擦洗右侧牙齿。③擦洗舌面及硬腭部。

8）协助患者用吸水管吸水漱口，将漱口水吐入弯盘，纱布擦净口唇。

9）再次评估口腔状况。

10）口唇涂石蜡油或润唇膏，酌情涂药。

11）撤去弯盘及治疗巾，协助患者取舒适体位，整理用物，洗手。

12）记录口腔卫生状况及护理效果。

（2）注意事项

1）昏迷患者禁止漱口，以免引起误吸。

2）观察口腔时，对长期使用抗生素和激素的患者，应注意观察口腔内有无真菌感染。

3）使用的棉球不可过湿，以不能挤出液体为宜，防止因水分过多造成误吸。注意夹紧棉球勿将其遗留在口腔内。

4）传染病患者的用物需按消毒隔离原则进行处理。

【复习思考题】 昏迷病人进行口腔护理时要注意什么？

笔记栏

（王志敏）

见习五（2） 头发护理

【见习要求】

1. 掌握头发护理的评估内容。

2. 掌握头发护理的目的和操作的注意事项。

3. 能简述灭头虱法的方法与步骤。

【见习时数】 2学时。

【见习准备】

1. 患者：1人/小组。

2. 学生衣帽整齐，修剪指甲，洗手，戴口罩。

【见习过程】

1. 老师讲解本次见习的大致内容。

2. 老师向学生演示操作并指导学生练习。

3. 老师以提问方式结束见习。

【知识精要】 头发清洁是患者每日卫生护理的一项重要内容。经常梳理和清洁头发，可及时清除头皮屑和灰尘，保持头发清洁、易梳理。同时，经常梳头和按摩头皮，可促进头部血液循环，增进上皮细胞营养，促进头皮生长，预防感染发生。

1. 评估内容

（1）头发与头皮状况。

（2）头发护理知识及自理能力。

（3）患者的病情及治疗情况。

2. 床上梳头

操作步骤

（1）备齐用物，携至床旁，核对患者床号和姓名。

（2）根据病情协助患者取坐位或半坐卧位。

（3）坐位或半坐卧位患者，铺治疗巾于患者肩上；卧床患者，铺治疗巾于枕上。

（4）将头发从中间分为两股，护士一手握住头发，一手持梳子，由发根梳向发梢。

（5）根据患者的喜好，将长发编辫或扎成束。

（6）操作后将脱落的头发置于纸袋中，撤去治疗巾；协助患者取舒适体位，整理床单位和用物，洗手。

（7）记录执行时间及护理效果。

3. 床上洗头 洗头的频率取决于个人日常习惯和头发卫生状况。对于出汗较多或头发上沾各种污渍的患者，应酌情增加洗头次数。临床上根据患者的健康状况、体力和年龄，可采取多种方式为患者洗头。总之，洗头时应以确保患者安全、舒适及不影响治疗为原则。长期卧床患者，应每周洗发一次。

（1）操作步骤

1）携用物至患者床旁，核对患者姓名和床号。

2）将衣领松开向内折，将毛巾围于颈下，别针固定。

3）铺橡胶单和浴巾于枕上。

4）体位

A. 马蹄形垫床上洗头法：协助患者取仰卧位，上半身斜向床边，将枕垫于患者肩下，置马蹄形垫于患者后颈下，使患者颈部枕于马蹄形垫的突起处，头部置于水槽中。马蹄形垫下端置于脸盆或污水桶中。

B. 扣杯式床上洗头法：协助患者取仰卧位，枕垫于患者肩下，铺橡胶单和浴巾于患者头部位置。取脸盆一只，盆底放一条毛巾，倒扣搪瓷杯于盆底，杯上垫折成四折并外裹防水薄膜的毛巾。将患者头部枕于毛巾上，脸盆内置一根橡胶管，下接污水桶。

C. 洗头车床上洗头法：协助患者取仰卧位，上半身斜向床边，头部枕于洗头车的头托上，将接水盘置于患者头下。

5）用棉球或耳塞塞好双耳，用纱布或眼罩遮盖双眼。

6）洗发

A. 松开头发，用温水充分湿润头发，确保水温合适（43～45℃，或符合患者习惯）。

B. 取适量洗发液于掌心，均匀涂遍头发，由发迹至脑后部反复揉搓，同时用指腹轻轻按摩头皮，注意避免用指甲搔抓以防损伤头皮。

C. 一手抬起头部，另一只手洗净脑后部头发。

D. 温水冲洗头发，直至冲净。

7）解下颈部毛巾，擦去头发水分。取下眼部的眼罩和耳内的棉球。用毛巾包好头发，擦干面部。

8）撤去洗发用物，将枕移向床头，协助患者取舒适体位后吹干头发。

（2）注意事项

1）护士在为患者洗头时，应运用人体力学原理，身体尽量靠近床边，保持良好姿势，避免疲劳。

2）洗头过程中，应注意观察患者的病情变化，如面色、脉搏及呼吸的改变，如有异常，应停止操作。

3）病情危重和极度衰弱患者不宜洗头。

4）洗发时间不宜过久，避免引起患者头部充血或疲劳不适。

5）操作过程中注意控制好室温和水温，避免打湿衣物和床铺，防止患者着凉。

6）操作过程中注意保持患者舒适体位，保护伤口及各种管路，防止水流入耳和眼。

4. 灭头虱、虮法 虱子是一类体形很小的昆虫，其产生与卫生不良、环境拥挤或接触感染者有关，可通过衣服、床单、梳子及刷子等传播。其虮外观似头屑，实为固体颗粒，紧贴于头发，不易去掉。虱寄生于人体后导致皮肤瘙痒，抓伤后可导致感染，同时还可传播疾病，如流行性斑疹伤寒、回归热等。若发现患者感染虱、虮，应立即采取消灭虱、虮的措施。

（1）常用的灭虱、虮药液

1）30%含酸百部酊剂：取百部 30g 放入瓶中，加 50%乙醇溶液 100ml，再加入纯乙醇 1ml，盖严，48 小时后方可使用。

2）30%百部含酸煎剂：取百部 30g，加水 500ml 煎煮 30 分钟，以双层纱布过滤，将药液挤出。将药渣再加水 500ml 煎煮 30 分钟，再以双层纱布过滤，挤出药液。将两次药液合并浓缩至 100ml，冷却后加入纯乙酸 1ml，即制得 30%百部含酸煎剂。

（2）操作步骤

1）携用物至患者床旁，核对患者床号和姓名。

2）按洗头法准备。将头发分成若干小股，用纱布蘸灭虱药液，按顺序擦遍头发，并反复揉擦 10 分钟，使之湿透全部头发。

3）戴帽子包住头发，24 小时后取下帽子，用篦子篦去死虱和虮卵，并清洗头发。

4）灭虱完毕后，协助患者更换衣裤、被服，将污衣裤和被服放入布口袋内，扎好袋口，按隔离原则处理。

5）整理床单位，整理用物。除去篦子上的棉花，用火焚烧，将梳子和篦子消毒后用刷子刷净。

（3）注意事项

1）操作中应注意防止药液溅入患者的面部和眼部。

2）用药过程中注意观察患者的局部及全身反应。

3）护士在操作过程中，应注意保护自己，免受传染。

【复习思考题】

1. 护士在给患者行床上洗头时，有哪几种方法？不同的方法其体位分别是什么？

2. 简述灭头虱蚋法的方法和步骤？

笔记栏

（王志敏）

见习五（3） 皮肤护理

【见习要求】

1. 掌握皮肤护理的评估内容。

2. 掌握皮肤护理的目的和操作的注意事项。

3. 掌握压疮发生的原因、高危人群、易患部位及相关的护理措施。

【见习时数】 2 学时。

【见习准备】

1. 患者：1 人/小组。

2. 学生洗手，衣帽整洁，修剪指甲，洗手，戴口罩。

【见习过程】

1. 讲授压疮发生的原因、高危人群、易患部位及相关的护理措施。

2. 教师给学生示范皮肤护理的操作过程。

3. 学生完成皮肤护理的操作。

4. 结合学生操作，教师和学生共同分析及小结。

【知识精要】

1. 评估内容　皮肤评估可反映个体健康状态。健康的皮肤温暖、光滑、柔嫩、不干燥、不油腻，且无发红、无破损，无肿块和其他疾病征象。

（1）颜色。

（2）温度。

（3）柔软性和厚度。

（4）弹性。

（5）完整性。

（6）感觉。

（7）清洁度。

2. 皮肤的清洁护理

（1）皮肤的清洁卫生指导

1）采用合理的清洁方法，并应遵循以下原则：①保证安全；②提供私密空间，保护患者隐私；③注意保暖，防止患者受凉；④鼓励患者尽可能参与沐浴过程，提高患者的自理能力；⑤根据患者的需求，事先将换洗的清洁衣服和卫生用品置于患者的床边或浴室内。

2）正确选择清洁用品。

（2）淋浴和盆浴

1）操作步骤：①检查浴盆或浴室是否清洁，浴室放置防滑垫；协助患者准备洗浴和护肤用品；将用物放于浴盆或浴室内易取处。②协助患者入浴室；嘱患者穿好浴衣和拖鞋；指导患者调节冷、热水开关及使用浴室呼叫器；嘱患者进、出浴室时扶好安全把手；浴室门勿闩门，将"正在使用"标记挂于浴室门外。③患者沐浴时，护士应在可呼唤到的地方，并每隔5分钟检查患者的情况，注意观察患者在沐浴过程中的反应；浴盆浸泡时间不应超过20分钟，浸泡过久易导致疲劳。④若患者使用的是盆浴，应根据情况协助患者移出浴盆，帮助患者擦干皮肤。⑤根据情况协助患者穿好清洁衣裤和拖鞋；协助患者回病室，取舒适卧位。⑥清洁浴盆或浴室，将用物放回原处；将"未用"标记挂于浴室门外。

2）注意事项：①沐浴应在进食 1 小时后进行，以免影响消化功能；②向患者解释呼叫器的使用方法，嘱患者如在沐浴中感到虚弱无力，眩晕，应立即呼叫帮助；③若遇患者发生晕厥，应立即将患者抬出、平卧并保暖，通知医生并配合处理。

（3）床上擦浴

1）操作步骤：①备齐用物携至床旁，将用物放于易取、稳妥处。②按需要给予便器。③关闭门窗，屏风遮挡。④协助者移近护士，取舒适卧位，并保持身体平衡。⑤根据病情放平床头及床尾支架，松开盖被，移至床尾；浴毯遮盖患者。⑥将脸盆和浴皂放于床旁桌上，倒入温水约 2/3 满。⑦擦洗面部和颈部，将两块浴巾分别放置在患者枕上和盖于患者胸部；将毛巾叠成手套状，包于护士手上；将包好的毛巾放入水中，彻底浸湿；擦拭顺序为先用温水擦洗患者眼部，由内眦至外眦，使用毛巾不同部位轻轻擦干眼部；询问患者面部擦洗是否使用浴皂；按顺序洗净并擦干前额、面颊、鼻翼、耳后、下颌直至颈部。⑧擦洗上肢和手；为患者脱去上衣，盖好浴毯；先脱近侧后脱远侧（如有伤，则先脱健侧，后脱患侧）；擦拭上肢从远心端向近心端擦洗，用清水擦拭后用浴巾擦干；协助患者将手浸于脸盆中，洗净并擦干；根据情况修剪指甲；操作后移至对侧，同法擦洗对侧上肢。⑨擦洗胸、腹部、背部、下肢、足部及会阴部。⑩协助患者取舒适体位，整理床单位和用物。

2）注意事项：①擦浴时应注意患者保暖，控制室温，随时调节水温，及时为患者盖好浴毯。天冷时可在被内操作；②操作时动作敏捷、轻柔，减少翻动次数。通常于15～30分钟内完成擦浴；③擦浴过程中应注意观察患者病情变化及皮肤情况，如出现寒战、面色苍白、脉速等征象，应立即停止擦浴，并给予适当处理；④擦浴时注意保护患者隐私，尽可能减少暴露；⑤擦浴过程中，注意遵循节力原则；⑥擦浴过程中，注意保护伤口和管路，避免伤口受压、管路打折或扭曲。

（4）背部按摩

1）操作流程：①备齐用物携至床旁，核对患者姓名床号。②将盛有温水的脸盆置于床旁桌或椅上。③协助患者取俯卧位或侧卧位，背向操作者。④按摩：俯卧位背部按摩：铺浴巾暴露患者背部、肩部、上肢及臀部，将身体其他部位用盖被盖好。将浴巾纵向铺于患者身下；清洁背部，用毛巾依次擦洗患者的颈部、肩部、背部及臀部；全背按摩，两手掌蘸少许50%乙醇溶液，用手掌大、小鱼际以环形方式按摩。从骶尾部开始，沿脊柱两侧向上按摩至肩部，按摩肩胛部位时应用力稍轻；再从上臂沿背部两侧向下按摩至髂嵴部位。如此有节律的按摩数次；用拇指指腹蘸50%乙醇溶液，由骶尾部开始沿脊柱旁按摩至肩部、颈部，再继续向下按摩至骶尾部；用手掌大、小鱼际蘸50%乙醇溶液紧贴皮肤按摩其他受压处，按向心方向按摩，由轻至重，再由重至轻；背部轻叩3分钟。侧卧位背部按摩：同俯卧位背部按摩。协助患者转向另一侧卧位，按摩另一侧髋部。⑤用浴巾擦净背部乙醇，撤去浴巾后协助患者穿好衣服。⑥协助患者取舒适卧位，整理床单位及用物。

2）注意事项：①操作过程中，注意监测患者的生命体征。如有异常应立即停止操作。②护士在操作时，应遵循人体力学原则，注意节时省力。③按摩力量适中，避免用力过大造成皮肤损伤。

3. 压疮的预防及护理

（1）概念：压疮是身体局部组织长期受压，血液循环障碍，局部组织持续缺血、缺氧、营养缺乏，致使皮肤失去正常功能而引起的组织破损和坏死。

（2）压疮发生的原因

1）力学因素：垂直压力、摩擦力、剪切力。

2）局部潮湿或排泄物刺激。

3）营养状况。

4）年龄。

5）体温升高。

6）矫形器械使用不当。

7）机体活动和（或）感觉障碍。

8）急性应激因素。

（3）压疮的预防：绝大多数压疮时可以预防的，但某些患者由于特殊的自身条件使压疮在所难免，但是，精心、科学的护理可将压疮的发生率降到最低程度。为此，要求护士在工作中做到"六勤"，即勤观察、勤翻身、勤按摩、勤擦洗、勤整理及勤更换。交接班时，护士应严格细致地交接患者的局部皮肤情况和护理措施的执行情况。

1）评估：

A. 高危人群：神经系统疾病患者、老年患者、肥胖患者、身体衰弱、营养不良患者、水肿患者、疼痛患者、使用矫形器械患者、大小便失禁患者、发热患者、使用镇静剂患者。

B. 危险因素:

a. Braden 危险因素评估表:是目前国内外用来预测压疮发生的较为常用的方法之一,对压疮高危人群具有较好的预测效果,且评估简便、易行。评估内容包括感觉、潮湿、活动力、移动力、营养、摩擦力和剪切力 6 个部分。总分值范围为 6～23 分,分值越少,提示发生压疮的危险性越高。评分≤18 分,提示患者有发生压疮的危险,建议采取预防措施。

b. Norton 压疮风险评估量表:也是目前公认用于预测压疮发生的有效评分方法,特别适用于老年患者的评估。评估 5 个方面的压疮危险因素:身体状况、精神状态、活动能力、灵活程度及失禁情况。总分值范围为 5～20 分,分值越少,表示发生压疮的危险性越高。评分≤14 分,提示易发生压疮。

C. 易患部位

a. 仰卧位:好发于枕骨粗隆、肩胛部、肘部、脊椎体隆突处、骶尾部及足跟部。

b. 侧卧位:好发于耳廓、肩峰、肋骨、肘部、髋部、膝关节内外侧及内外踝处。

c. 俯卧位:好发于面颊部、耳廓、肩部、女性乳房、男性生殖器、髂嵴、膝部及足尖处。

坐位:好发于坐骨结节处。

2)预防措施

A. 评估:积极评估是预防压疮的关键。评估内容包括压疮发生的危险因素和易患部位。

B. 避免局部组织长期受压:①经常更换卧位,间歇性解除局部组织承受的压力;②保护骨隆突处和支持身体空隙处;③正确使用石膏、绷带及夹板固定;④应用减压敷料;⑤应用减压床垫。

C. 避免或减少摩擦力和剪切力的作用。

D. 保护患者皮肤，避免局部不良刺激。

E. 促进皮肤血液循环。

F. 改善机体营养状况。

G. 鼓励患者活动。

H. 实施健康教育。

（4）压疮的治疗和护理

1）压疮的病理分期及临床表现

A. Ⅰ期：淤血红润期：此期为压疮初期，身体局部组织受压，血液循环障碍，皮肤出现红、肿、热、痛或麻木，解除压力30分钟后，皮肤颜色不能恢复正常。此期皮肤完整性未被破坏，如及时去除致病原因，可阻止压疮进一步发展。

B. Ⅱ期：炎性浸润期：红肿部位继续受压，血液循环得不到改善，静脉回流受阻，局部静脉淤血，受压部位呈紫红色，皮下产生硬结。此期若及时解除受压，改善血液循环，清洁创面，仍可防止压疮进一步发展。

C. Ⅲ期：浅度溃疡期：全层皮肤破坏，可深及皮下组织和深层组织。表皮水疱逐渐扩大、破溃，真皮层创面有黄色渗出液，感染后表面有脓液覆盖，致使浅层组织坏死，形成溃疡。疼痛感加重。

D. Ⅳ期：坏死溃疡期：为压疮严重期，坏死组织侵入真皮下层和肌肉层，感染向周边及深部扩展，可深达骨面。坏死组织发黑，脓性分泌物增多，有臭味。严重者细菌入血可引起脓毒败血症，造成全身感染，甚至危及生命。

2）压疮的治疗与护理：①全身治疗：积极治疗原发病，补充营养和进行全身抗感染治疗等；②局部治疗与护理。

A. Ⅰ期：淤血红润期：去除致病原因，防止压疮继续发展。局部可使用半透膜敷料或水胶体敷料加以保护。由于此时皮肤已破损，故不提倡局部皮肤按摩，防止造成进一步伤害。

B. Ⅱ期：炎性浸润期：此期护理重点是保护皮肤，预防感染。除继续加强上述措施以避免损伤继续发展外，应注意对出现水疱的皮肤进行护理。未破的小水疱应尽量减少摩擦，防止水疱破裂、感染，使其自行吸收；大水疱可在无菌操作下用无菌注射器抽出疱内液体，不必剪去表皮，局部消毒后再用无菌敷料包扎。

C. Ⅲ期：浅度溃疡期：此期护理的重点为清洁伤口，清除坏死组织，处理伤口渗出液，促进肉芽组织生长，并预防和控制感染。根据伤口选择伤口清洗液，如可选用 1∶5000 呋喃西林溶液清洗创面；对于溃疡较深、引流不畅者，可用过氧化氢溶液冲洗，抑制厌氧菌生长。

D. Ⅳ期：坏死溃疡期：此期除继续加强浅度溃疡期的治疗和护理措施外，采取清创术清除焦痂和腐肉，处理伤口潜行和窦道以减少无效腔，并保护暴露的骨骼、肌腱和肌肉。对深达骨质、保守治疗不佳或久治不愈的压疮可采取外科手术治疗。护士需加强围术期护理，如术后体位减压，密切观察皮瓣的血供情况和引流物的性状，加强皮肤护理，减少局部刺激等。

【复习思考题】

1. 背部按摩的操作流程与注意事项？

2. 压疮发生的原因、易患人群与预防措施？

3. 压疮的临床分期与相应的护理措施？

（王志敏）

见习五（4） 会阴部护理

【见习要求】

1. 评估患者会阴部卫生状况。

2. 掌握会阴部清洁护理操作流程。

【见习时数】 2学时。

【见习准备】

1. 患者：1人/小组。

2. 学生衣帽整洁，洗手，剪指甲，戴口罩。

3. 关闭门窗，屏风遮挡。

【见习过程】

1. 老师讲解本次见习的大致内容。

2. 老师向学生演示会阴护理的操作。

3. 老师以提问方式结束见习。

【知识精要】

1. **评估** 评估患者有无大小便失禁、留置尿管，泌尿生殖系统炎症或手术等情况。观察患者会阴部有无感染症状、有无破损、有无异味及分泌物情况。

2. **便盆使用法**

（1）携便盆至患者床旁，核对患者床号和姓名，做好解释以取得合作。

（2）屏风遮挡。

（3）铺橡胶单和中单于患者臀下，协助患者脱裤，屈膝。

（4）能配合的患者，嘱其双脚向下蹬床，抬起背部和臀部，护士一手协助患者托起腰骶部，一手将便盆置于臀下。若患者不能配合，先协助患者侧卧，放置便盆于患者臀部后，护士一手紧按便盆，另一手帮助患者恢复平卧位；或二人协力抬起患者臀部放置便盆。

（5）检查患者是否坐于便盆中央。

（6）尊重患者意愿，酌情守候床旁或暂离病室。离开病室前，应将卫生纸、呼叫器等放于患者身边易取处。

（7）嘱患者双腿用力，将臀部抬起，护士一手抬高患者的腰和骶尾部，一手取出便盆，盖便盆巾。

（8）协助患者穿裤、取舒适卧位。整理床单位。及时倒掉排泄物，冲洗盆器。

3. 会阴部的清洁护理

（1）操作流程

1）备齐用物，携至床旁。核对患者床号和姓名。

2）使用屏风遮挡，关闭门窗。

3）协助患者取仰卧位。将盖被折至会阴部以下，将浴毯盖于患者胸部。

4）戴好一次性手套。

5）协助患者暴露会阴部。

6）脸盆内放温水，将脸盆和卫生纸放于床旁桌上，将毛巾放于脸盆内。

7）擦洗会阴部。

A. 男性：①擦洗大腿上部：将浴毯上半部返折，暴露阴茎部位。用患者衣服盖于患者胸部。清洗并擦干两侧大腿上部。②擦洗阴茎头部：轻轻提起阴茎，将浴巾铺于下方。由尿道口向外环形擦洗阴茎头部。更换毛巾，反复擦洗，直至擦净阴茎头部。③擦洗阴茎体部：沿阴茎体由上向下擦洗，特别注意阴茎下皮肤。④擦洗阴囊部：小心托起阴囊，擦洗阴囊下皮肤皱褶处。

B. 女性：①协助患者取仰卧位，屈膝，两腿分开。②擦洗大腿上部：将浴毯上半部返折，用患者衣服盖于患者胸部。清洗并擦干两侧大腿上部。③擦洗阴唇部位：一手轻轻合上阴唇；另一手擦洗阴唇外黏膜部分，从会阴部向直肠方向擦洗（从前向后）。④擦洗尿道口和阴道口部位：一手分开阴唇，暴露尿道口和阴道口。一手从会阴部向直肠方向轻轻擦洗各个部位，彻底擦净阴唇、阴蒂及阴道口周围部分。⑤先铺橡胶单、中单于患者臀下，再置便盆于患者臀下。⑥护士一手持装有温水的大量杯，一手持夹有棉球的大镊子，边冲水边擦洗会阴部。从会阴部冲洗至肛门部，冲洗后将会阴部彻底擦干。⑦撤去便盆、中单及橡胶单。协助患者放平双腿，取舒适卧位。⑧将浴毯放回原处，盖于会阴部部位，协助患者取侧卧位。⑨擦洗肛门。⑩如患者有大、小便失禁，可在肛门和会阴部位涂凡士林或氧化锌软膏。⑪脱去一次性手套，协助患者穿好衣裤。整理床单位。清洗后观察会阴部及其周围部位的皮肤状况。

（2）注意事项

1）进行会阴部擦洗时，每擦洗一处需变换毛巾部位。如用棉球擦洗，每擦洗一处应更换一个棉球。

2）如患者有会阴部或直肠手术，应使用无菌棉球擦净手术部位及会阴部周围。

3）操作中减少暴露，注意保暖，并保护患者隐私。

4）留置导尿管者，由尿道口处向远端依次用消毒棉球擦洗。

5）女性患者月经期宜用会阴冲洗。

【复习思考题】 女性患者会阴部清洁护理的流程？

笔记栏

（王志敏）

见习五（5） 晨晚间护理

【见习要求】 了解晨晚间护理的内容及目的。

【见习时数】 2学时。

【见习准备】

1. 患者：1人/小组。

2. 学生洗手，剪指甲，戴口罩。

【见习过程】

1. 老师讲解本次见习的大致内容。

2. 老师以提问的方式结束见习。

【知识精要】

1. 晨间护理

（1）晨间护理目的

1）促进患者清洁、舒适、预防压疮、肺炎等并发症的发生。

2）观察和了解病情，为诊断、治疗及调整护理计划提供依据。

3）进行心理和卫生指导，满足患者心理需求，促进护患沟通。

4）保持病室和床单位的整洁、美观。

（2）晨间护理内容

1）采用湿式扫床法清洁并整理床单位，必要时更换被服。

2）根据患者病情和自理能力，协助患者排便、洗漱及进食等。

3）根据患者病情合理摆放体位。

4）根据需要给予叩背、协助排痰，必要时给予吸痰，指导有效咳嗽。

5）检查各种管道的引流、固定及治疗完成情况。

6）进行晨间交流，询问夜间睡眠、疼痛及呼吸情况，肠功能恢复情况，以及活动能力。

7）酌情开窗通风，保持病室内空气新鲜。

2. 晚间护理

（1）晚间护理的目的

1）确保病室安静、清洁，为患者创造良好的夜间睡眠条件，促进患者入睡。

2）观察和了解病情变化，满足患者身心需要，促进护患沟通。

3）预防压疮的发生。

（2）晚间护理内容

1）整理床单位，必要时予以更换。

2）根据患者病情和自理能力，协助患者排便、洗漱等，女性患者给予会阴冲洗。

3）协助患者取舒适卧位，并检查患者全身皮肤受压情况。

4）进行管道护理，检查导管有无打折、扭曲或受压，妥善固定并保持导管通畅。

5）疼痛患者遵医嘱给予镇痛措施。

6）保持病室安静，病室内电视机应按时关闭。夜间巡视时，护士要注意做到"四轻"（走路轻、说话轻、操作轻及关门轻）。

7）保持病室光线适宜。

8）保持病室空气流通，调节室温。

9）经常巡视病室，了解患者睡眠情况，对于睡眠不佳的患者应按失眠给予相应的护理。

【复习思考题】 晨间护理的目的与内容?

笔记栏

（王志敏）

见习六　休息与活动

【见习要求】

1. 掌握失眠的原因及诊断标准。

2. 了解休息的意义和条件。

3. 熟悉活动受限的原因及对机体的影响。

4. 掌握关节活动练习的目的。

【见习时数】　4 学时。

【见习准备】　学生准备好白大褂、戴口罩、帽子。

【见习过程】

1. 带教老师讲解本次见习的内容。

2. 学生分组到病房见习指导患者进行关节活动锻炼。

3. 教学互动，老师提出问题，学生讨论。

4. 老师解答学生疑问并予以总结，介绍相关临床经验。

【知识精要】　休息与活动是人类生存和发展的基本需要之一，适当的休息与活动对健康人来说，可以消除疲劳、促进心身健康；对患者来说，是减轻病痛，促进康复的基本条件。

1. 休息

（1）概念：是指通过改变当前的活动方式，使身心放松，处于一种没有紧张和焦虑的松弛状态。

（2）休息的意义

1）可以减轻或消除疲劳，缓解精神紧张和压力。

2）可以维持机体生理调节的规律性。

3）可以促进机体正常的生长发育。

4）可以减少能量的消耗。

5）可以促进蛋白质的合成及组织修复。

（3）休息的条件

1）身体方面。

2）心理方面。

3）环境方面。

4）睡眠方面。

（4）协助患者休息的措施

1）增加身体的舒适。

2）促进心理的放松。

3）保证环境的和谐。

4）保证足够的睡眠。

2. 睡眠

（1）概念：是一种周期发生的知觉的特殊状态，由不同时相组成，对周围环境可相对的不做出反应。

（2）睡眠的发生机制：睡眠中枢位于脑干尾端，研究发现，脑干尾端与睡眠有非常密切的关系，此部位各种刺激性病变可引起过度睡眠，而破坏性病变可引起睡眠减少。睡眠中枢向上传导冲动作用于大脑皮层，与控制觉醒状态的脑干网状结构上行激动系统的作用相拮抗，从而调节睡眠与觉醒的相互转化。大量的研究结果表明，睡眠并非脑活动的简单抑制，而是一个主动过程。另外还发现睡眠时有中枢神经介质的参与，部分研究结果认为，在人脑内，腺苷、前列腺素 D_2 可促进睡眠，而5-羟色胺则可抑制睡眠。

（3）睡眠的时相：根据睡眠发展过程中脑电波变化和机体活动功能的表现，将睡眠分为慢波睡眠（正相睡眠）和快波睡眠（异相睡眠）。睡眠过程中两个时相相互交替进行。成人进入睡眠后，首先是慢波睡眠，持续80～120分钟后转入快波睡眠，维持20～30分钟后，又转入慢波睡眠。整个睡眠过程中约有 4～5 次交替，越近睡眠的后期，快波睡眠持续时间越长。两种睡眠时相状态均可直接转为觉醒状态，但在觉醒状态下，一般只能进入慢波睡眠，而不能进入快波睡眠。

1）慢波睡眠分为四个时期：①入睡期（Ⅰ期）；②浅睡期（Ⅱ期）；③中度睡眠期（Ⅲ期）；④深度睡眠期（Ⅳ期）。

2）快波睡眠：此期的特点是眼球转动很快，脑电波活跃，与觉醒时很难区分。

（4）睡眠的评估

1）影响睡眠因素的评估：①年龄因素；②生理因素；③病理因素；④环境因素；⑤药物因素；⑥情绪因素；⑦食物因素；⑧个人习惯；⑨生活方式。

2）睡眠障碍的评估：睡眠障碍是指睡眠量及质的异常，或在睡眠时出现某些临床症状，也包括影响入睡或保持正常睡眠能力的障碍，如睡眠减少或睡眠过多，以及异常的睡眠相关行为。①失眠：最为常见的睡眠障碍；②发作性睡眠；③睡眠过度；④睡眠呼吸暂停；⑤睡眠剥夺；⑥梦游症；⑦梦魇；⑧睡惊；⑨遗尿。

3）住院患者睡眠状态的评估内容：①每天需要的睡眠时间及就寝的时间；②是否需要午睡及午睡的时间；③睡眠习惯，包括对事物、饮料、个人卫生、放松形式（阅读、听音乐等）、药物、陪伴、卧具、光线、声音及温度等的需要；④入睡持续的时间；⑤睡眠深度；⑥是否打鼾；⑦夜间醒来的时间、次数和原因；⑧睡眠中是否有异常情况（失眠、呼吸暂停、梦游等），其严重程度、原因及对机体的影响；⑨睡眠效果；⑩睡前是否需要服用睡眠药物及药物的种类和剂量。

（5）住院患者的睡眠特点

1）睡眠节律改变。

2）睡眠质量改变。

（6）促进睡眠的护理措施

1）满足患者身体舒适的需要。

2）减轻患者的心理压力。

3）创造良好的睡眠环境。

4）合理使用药物。

5）建立良好的睡眠习惯：①根据人体生物节律性调整作息时间，合理安排日间活动，白天应适当锻炼，避免在非睡眠时间卧床，晚间固定就寝时间和卧室，保证人体需要的睡眠时间，不要熬夜；②睡前可以进食少量易消化的食物或热饮料，防止饥饿影响睡眠，但应避免饮用咖啡、浓茶、可乐以及含酒精的刺激性饮料，或摄入大量不易消化的食物；③睡前可以根据个人爱好选择短时间的阅读、听音乐或做放松操等方式促进睡眠，视听内容要轻松、柔和，避免身心受到强烈刺激而影响睡眠。

6）做好晚间护理。

3. 活动

（1）活动受限的原因及对机体的影响

1）活动受限的原因：①疼痛；②运动、神经系统功能受损；③运动系统结构改变；④营养状态改变；⑤损伤；⑥精神心理因素；⑦医疗护理措施的实施。

2）活动受限对机体的影响：①对皮肤的影响；②对运动系统的影响；③对心血管系统的影响；④对呼吸系统的影响；⑤对消化系统的影响；⑥对泌尿系统的影响；⑦对心理状态的影响。

（2）患者活动的评估内容

1）患者的一般资料：年龄、性别、文化程度、职业等。

2）心肺功能状态。

3）骨骼肌肉状态：肌力一般分为 6 级：①0 级：完全瘫痪、肌力完全丧失；②1 级：可见肌肉轻微收缩但无肢体活动；③2 级：肢体可移动位置但不能抬起；④3 级：肢体能抬离但不能对抗阻力；⑤4 级：能对抗阻力的运动，但肌力减弱；⑥5 级：肌力正常。

4）关节功能状态。

5）机体活动能力：机体活动功能可分为 5 级：①0 级：完全能独立，可自由活动；②1 级：需要使用设备或器械；③2 级：需要他人帮助、监护和教育；④3 级：既需要帮助，也需要设备和器械；⑤4 级：完全不能独立，不能参加活动。

6）活动耐力。

7）目前的患病情况。

8）社会心理状况。

（3）协助患者活动

1）协助患者变换体位。

2）关节活动度练习：关节活动范围（ROM）是指关节运动时所通过的运动弧，常以度数表示，亦称为关节活动度。关节活动度练习简称为 ROM 练习，是指根据每一特定关节可活动的范围，通过运用主动或被动的练习方法，维持关节正常的活动度，恢复和改善关节功能的锻炼方法。

目的：①维持关节活动度；②预防关节僵硬、粘连和挛缩；③促进血液循环，有利于关节营养的供给；④恢复关节功能；⑤维持肌张力。

操作方法：①护士运用人体力学原理，帮助患者采取自然放松姿势，面向操作者，并尽量靠近操作者；②根据关节的活动形式和范围，依次对患者的颈部、肩、肘、腕、手指、髋、踝、趾关节作屈曲、伸展、过伸、外展、内收、内旋、外旋等关节活动练习；③活动关节时操作者的手应作环状或支架支撑关节远端的身体；④每个关节每次作5～10次完整的ROM练习，当患者出现疼痛、疲劳、痉挛或抵抗反应时，应停止操作；⑤运动结束后测量生命体征，协助患者采取舒适的卧位，整理床单位；⑥记录每日运动的项目、次数、时间以及关节活动度的变化。

3）肌肉练习：①等长练习：可增加肌肉张力而不改变肌肉长度的练习。因不伴有明显的关节运动，又称静力练习；②等张练习：指对抗一定的负荷作关节的活动锻炼，同时也锻炼肌肉收缩。因伴有大幅度关节活动，又称动力练习。

【复习思考题】

1. 休息的意义？影响睡眠的因素，如何促进睡眠？

2. 如何协助患者进行ROM练习？

笔记栏

(谭玲玲)

见习七　生命体证的测量与护理

见习七（1）　体温的观察与护理

【见习要求】　掌握体温的测量及观察，会对其异常情况进行正确的处理和护理。

【见习时数】　1学时。

【见习准备】

1. 患者：1人/小组。

2. 体温计、手表各1支/小组。

【见习过程】

1. 简述正常体温的生理变化。

2. 叙述正确测量、观察、记录体温的方法并向学生演示。

3. 学生分组到病房对患者进行生命体征的测量。

4. 结合患者的具体实际，老师以提问方式小结。

【知识精要】　体温被视为人体的四大生命体征（体温、脉搏、呼吸与血压）之一，它和其他生命体征都是机体内在活动的一种客观反映，与病情或病程以及情绪变化紧密相关。

1. **概念**

（1）体温：通常指的是身体内部的温度，也就是指胸腔、腹腔和中枢神经的温度，又称为体核温度。

（2）正常体温：临床上常以口腔温度、直肠温度、腋下温度为标准。其正常值：口腔舌下温度为37.0℃（范围在36.3～37.2℃），直肠温度为37.5℃（范围在36.5～37.7℃），腋下温度为36.5℃（范围在36～37℃）。

（3）体温生理变化：体温并不是固定不变的，而是受很多因素的影响在一定范围内波动，但波动的幅度一般不超过 0.5～1.0℃。影响体温的因素有：①昼夜；②性别；③年龄；④肌肉活动；⑤药物；⑥其他。

2. 体温过高的观察与护理　体温过高又称为发热，由于各种原因使下丘脑体温调节中枢的调定点上移，产热增加，散热减少，导致体温升高超过正常范围。

（1）发热的过程：分为三个阶段。

1）体温上升期：其特点是产热大于散热，体温升高。患者表现为畏寒，皮肤苍白、无汗，有时伴寒战，体温上升的方式有骤升和渐升两种。骤升常见大叶性肺炎、流行性感冒；渐升常见于伤寒。

2）高热持续期：其特点是产热和散热在较高水平上趋于平衡。患者表现为皮肤潮红、灼热，同时呼吸和心率也加快，头痛、谵妄等。

3）体温下降期：其特点是散热大于产热，体温恢复至正常的调节水平。患者表现为大量出汗、皮肤温度降低。其下降的方式，分骤降和渐降。

（2）临床分级：以口腔温度为标准分为四度：①低热：体温在 37.3～38.0℃，如结核病、风湿热；②中等热：体温在 38.1～39.0℃，如一般感染性疾病；③高热：体温在 39.1～41.0℃，如急性感染性疾病；④超高热：体温在 41℃及以上，如中暑。

（3）热型：常见热型有：①稽留热；②弛张热；③间歇热；④不规则热。

（4）发热护理：主要护理措施包括：①降温；②观察；③补充营养和水分；④口腔护理；⑤皮肤护理；⑥安全护理；⑦心理护理。

3. 体温过低的观察与护理：由于各种原因引起的

产热减少或散热增加导致体温低于正常范围，称为体温过低。

主要护理措施包括：①观察；②提高室温；③保暖；④心理护理；⑤病因治疗。

4. 体温计的清洁、消毒和检查方法

（1）清洁消毒：为保持体温计的清洁，防止交叉感染，用过的体温计应全部浸泡于消毒液中，进行消毒处理。

1）水银体温计消毒法：将用后的体温计浸泡于消毒液中，5 分钟后取出用清水冲净、擦干，将水银柱甩至35℃以下，再放入另一消毒容器中浸泡 30 分钟后取出，冷开水冲净、擦干后放入清洁容器中备用。注意口表、肛表和腋表应分别消毒和存放。

2）电子体温计消毒法：仅消毒电子感温探头部分，消毒方法有浸泡、熏蒸等。一般情况下，消毒液每天更换 1 次，盛消毒液的容器和盛清洁体温计的容器每周高压蒸气灭菌 1 次。

（2）检查方法：为确保体温计的准确性，应经常进行检查。将全部体温计的水银甩至 35℃以下，于同一时间内放入已测好的 40℃以下的温水中，3 分钟后取出检视，若读数相差 0.2℃或以上，水银柱有裂隙者，均不能使用。

5. 体温的测量

（1）操作流程

1）清点、检查体温计无破损、水银柱在 35℃以下，携用物至患者床旁，核对床号姓名。

2）选择测量体温的方法：①口腔测温法：让患者张口，将水银斜放于舌下热窝，嘱患者紧闭口唇，勿咬体温计，以免破裂，3 分钟后取出。②腋下测量法：腋下测温比较方便，合乎卫生，患者易于接受，但需要时间较长。水银端放在腋窝正中（有汗液者擦干）紧贴皮肤，嘱患者屈臂过胸将体温计夹紧，10分钟取出。③直肠测温法：测量方法准确但不方便。嘱患者侧卧（或平卧）屈膝，润滑肛表水银端，插入肛门约3～4cm；婴幼儿可取仰卧位，护士一手握住患儿双踝，提起双腿；另一手将已润滑的肛表插入肛门（婴儿1.25cm，幼儿2.5cm）并握住肛表用手掌根部和手指将双臀轻轻捏拢，固定，3分钟后取出。

3）取表读数：取出体温计，用消毒纱布擦拭。若测肛温，用卫生纸擦净患者肛门处。

4）记录并协助患者穿好衣裤，取舒适体位。

5）消毒体温计。

6）绘制体温单。

（2）注意事项

1）根据病情选择测量部位，如精神异常、昏迷、婴幼儿、口鼻腔手术、呼吸困难及不能合作者，不宜口腔测温。腹泻、直肠或肛门手术，心肌梗死患者不宜直肠测温。

2）排除影响因素，如剧烈活动、进食、进冷热饮料，做冷热敷、洗澡、坐浴、灌肠者须待30分钟后，才可测温。

3）婴幼儿、危重患者、躁动患者，应设专人守护，防止意外。

4）发现体温与病情不相符时，应在病床旁监测，必要时作肛温和口温对照复查。

5）若患者不慎咬破体温计时，应及时清除口腔内碎玻璃，以免损伤口腔黏膜。

6）立即口服大量蛋清或牛奶，以保护消化道黏膜并延缓汞的吸收；在病情允许的情况下，进粗纤维食物，使水银被包裹而减少吸收,粗纤维食物还能增加肠蠕动,加速汞的排出。

(王 芳)

见习七(2) 脉搏的观察与护理

【见习要求】 掌握脉搏的测量及观察,会对其异常情况进行正确的处理和护理。

【见习时数】 1学时。

【见习准备】

1. 患者:1人/小组。

2. 手表、听诊器:各1个/小组。

【见习过程】

1. 简述正常脉搏的生理变化。

2. 叙述正确测量、观察、记录脉搏的方法并向学生演示。

3. 学生分组到病房对患者进行脉搏的测量。

4. 结合患者的具体实际,老师以提问方式小结。

【知识精要】

1. 正常脉搏及其生理性变化 主要观察:①脉率;②脉律;③脉搏的强弱;④动脉壁的情况。

2. 异常脉搏的观察与护理

（1）异常脉搏的观察

1）脉率异常：①速脉：成人在安静状态下脉率超过100次/分钟，称为速脉，常见于发热、疼痛、贫血、甲状腺功能亢进等患者；②缓脉：成人在安静状态下脉率低于60次/分钟，称为缓脉，常见于颅内压增高、阻塞性黄疸、甲状腺功能减退、房室传导阻滞等患者。

2）节律异常：①间歇脉；②脉搏短绌。

3）强弱异常：①洪脉；②丝脉；③交替脉；④水冲脉；⑤重搏脉；⑥奇脉。

4）动脉壁异常：动脉壁变硬，失去弹性，呈条索状；严重时则动脉曲迂甚至有结节。

（2）异常脉搏的护理：主要护理措施包括：①观察；②休息；③心理护理；④健康教育；⑤备好急救物品和仪器。

3. 脉搏的测量

（1）脉搏的测量部位：临床上常在身体浅表且靠近骨骼处的动脉测量脉搏，最常用的是桡动脉。

（2）操作流程

1）患者取卧位或坐位，手腕伸展，手臂放舒适位置。

2）测量：将示指、中指和无名指的指端放在桡动脉表面，压力大小以能清楚地触及脉搏为宜。

3）计数并记录：正常脉搏测30秒，结果乘以2，即为脉率。异常脉搏、危重患者应测1分钟；若脉搏细弱而触摸不清时，可用听诊器测心率1分钟；脉搏短绌的患者，应由两名护士同时测量，一人听心率，另一人测脉率。由听心率者发出"始"、"停"口令，计数1分钟，以分数式记录：心率/脉率。

4）绘制体温单。

（3）注意事项

1）诊脉前患者必须保持安静，如剧烈活动后应休息20分钟再测。

2）不可用拇指诊脉，因拇指小动脉搏动较强，易与患者的脉搏相混淆。

3）偏瘫患者诊脉应选择健侧肢体。

笔记栏

（王 芳）

见习七（3） 呼吸的观察与护理

【见习要求】

1. 掌握呼吸的测量及观察。

2. 掌握呼吸异常的处理和护理技术。

【见习时数】 2学时。

【见习准备】 学生准备好白大褂、口罩、帽子，患者1人/小组。

【见习过程】

1. 老师简述正常呼吸的生理变化。

2. 老师叙述正确测量、观察、记录呼吸的方法并向学生演示。

3. 结合患者的具体实际，老师以提问方式小结。

【知识精要】　机体在新陈代谢过程中，需要不断地从环境中摄取氧气，并把自身产生的二氧化碳排出体外，这种机体和环境之间的气体交换过程称为呼吸。

1. 正常呼吸及生理变化

（1）正常呼吸：正常成人在安静状态下呼吸频率约为 16～20 次/分钟，节律规则，频率与深浅度均匀平稳，无声且不费力，呼吸与脉率之比约为 1∶4。男性及儿童以腹式呼吸为主，女性以胸式呼吸为主。

（2）生理变化：呼吸频率和深浅度可随年龄、性别、活动、情绪、血压、温度等因素而改变。一般幼儿比成人快，老人稍慢，同龄女性比男性稍快，活动和情绪激动时增快，休息和睡眠时较慢，意志也能控制呼吸频率和深度。

2. 异常呼吸的观察

（1）频率异常

1）呼吸增快：成人呼吸频率超过 24 次/分钟，称为呼吸增快。见于发热、贫血、甲状腺功能亢进、疼痛、心功能不全等患者。

2）呼吸缓慢：成人呼吸少于 12 次/分钟，称为呼吸缓慢，见于颅内压增高，麻醉药或镇静剂过量，脑肿瘤等呼吸中枢受抑制的患者。

（2）节律异常：①潮式呼吸；②间断呼吸。

（3）深浅度的异常：①深度呼吸；②浅快呼吸。

（4）声音异常：①蝉鸣样呼吸；②鼾声呼吸。

（5）形态异常。

（6）呼吸困难：分 3 型①吸气性呼吸困难；②呼气性呼吸困难；③混合性呼吸困难。

3. 异常呼吸的护理　主要护理措施包括：①心理护理；②休息和体位；③加强观察；④饮食；⑤提供舒适

的环境；⑥健康教育；⑦吸氧。

4. 呼吸的测量

（1）操作流程

1）在测量脉搏后，将手仍按在诊脉部位似数脉搏状，观察患者胸部或腹部的起伏，一起一伏为1次。

2）观察呼吸的深度和频率。成人和儿童测30秒后乘2，呼吸不规则者及婴儿测1分钟。

3）记录，洗手后转记到体温单上。

（2）注意事项

1）呼吸受意识控制，为保证呼吸测量的准确性，测量前不应使患者察觉。

2）患者呼吸微弱不易观察时，可用棉花少许置于患者鼻孔前，观察棉花吹动的次数计数1分钟。

5. 促进呼吸功能的护理技术

（1）中心吸氧

1）目的

A. 纠正各种原因造成的缺氧状态，提高动脉血氧分压和动脉血氧饱和度，增加动脉血氧含量；

B. 促进组织新陈代谢，维持机体生命活动。

2）操作流程

A. 携用物至床旁，核对患者床号、姓名。

B. 用湿棉签清理双侧鼻腔，检查有无分泌物堵塞及异常。

C. 将鼻氧管与湿化瓶的出口相连接，调节氧流量，将鼻氧管放入冷开水中湿润并检查是否通畅。

D. 将鼻氧管插入鼻孔1cm，并固定好，记录给氧时间、氧流量。

E. 观察。

F. 停氧：先取下鼻氧管，再关闭流量开关。

G. 整理床单位，卸表，用物处理。

H. 记录。

3）注意事项

A. 用氧前检查氧气装置有无漏气，切实做好"四防"，即防震、防火、防热、防油。

B. 使用氧气时，应先调节流量后应用。停氧时，应先拔出导管再关闭氧气开关。以免一旦开关出错大量氧气进入呼吸道而损伤肺部组织。

C. 常用湿化液灭菌蒸馏水。急性肺水肿用 20%～30%乙醇溶液，以降低肺泡内泡沫表面张力，改善气体交换，减轻缺氧症状。

D. 对未用完或已用尽的氧气筒，应分别悬挂"满"或"空"的标志。

（2）中心吸痰

1）目的

A. 清理呼吸道分泌物，保持呼吸道通畅。

B. 促进呼吸功能，改善肺通气。

C. 预防并发症发生。

2）操作流程

A. 携用物至床旁，核对床号姓名。

B. 安装吸引装置，打开开关，检查吸引器性能，调节负压[成人 40.0～53.3kpa（300～400mmHg）；儿童＜40.0kpa]。

C. 检查患者口鼻腔，取下活动义齿；昏迷患者可用压舌板或张口器帮助张口。

D. 连接吸痰管，试吸少量生理盐水。一手反折吸痰导管末端，另一手持无菌钳（镊）或者戴无菌手套持吸痰管，插入口咽部（10～15cm），然后放松导管末端，先吸口咽部分泌物，再吸气管内分泌物。若气管切开吸痰，先吸气管切开处，再吸口鼻部，注意无菌操作。采用左右旋转并向上提管的手法，以利于呼吸道分泌物的充分吸尽。

E. 吸痰管退出时，抽吸生理盐水以免分泌物堵塞吸痰管。一根吸痰管只使用一次。

F. 观察。

G. 整理床单位及用物，洗手后记录。

3）注意事项

A. 严格执行无菌操作，每次吸痰应更换吸痰管。

B. 每次吸痰时间＜15秒，以免造成缺氧。

C. 吸痰动作轻稳，防止呼吸道黏膜损伤。

4）痰液黏稠时，配合叩击、雾化吸入，提高吸痰效果。

（王　芳）

见习七（4）　血压的观察与护理

【见习要求】

1. 掌握血压的测量及观察。

2. 掌握异常血压处理和护理技术。

【见习时数】　2学时。

【见习准备】 学生准备好白大褂，口罩，帽子；患者 1 人/小组。

【见习过程】

1. 简述正常血压的生理变化。

2. 叙述正确测量、观察、记录血压的方法并向学生演示。

3. 学生分组到病房对患者进行血压的测量。

4. 结合患者的具体实际，老师以提问方式小结。

【知识精要】

1. 正常血压及生理性变化

（1）正常血压的范围：正常成人的血压在安静状态下收缩压为 90～139mmHg（12～18.5kPa），舒张压为 60～89mmHg（8～12kPa），脉压为 30～40mmHg（4～5.3kPa）。

（2）生理性变化：正常人的动脉血压，经常在一个较小的范围内波动，保持着恒定。但可因各种因素的影响而有所改变：①年龄；②性别；③时间；④环境；⑤部位；⑥其他。

2. 异常血压的观察与护理

（1）异常血压的观察：异常血压分三种情况：①高血压；②低血压；③脉压异常。

（2）异常血压的护理

1）保持平静的心境、稳定的情绪，减少导致情绪激动的因素。

2）合理膳食，以低盐、低脂、低胆固醇饮食为主，限制钠盐的摄入，多食富含高维生素、高纤维素的蔬菜和水果。戒烟限酒，避免刺激辛辣食物。肥胖者设法减轻体重。

3）适宜的活动与休息，保持良好的生活规律，注意劳逸结合，如血压升高时，应卧床休息。

4）指导患者遵医嘱正确按时服药，并注意观察药物的不良反应及血压情况，并做好记录。

5）加强监测，对需密切观察血压者应做到"四定"，即定时间、定部位、定体位、定血压计。

3. 血压的测量

（1）操作流程

1）携用物至床旁，核对患者床号、姓名。

2）上肢肱动脉血压测量

A. 患者处舒适坐位或仰卧位，手臂位置（肱动脉）与心脏同一水平（坐位平第四肋，仰卧位平腋中线）。

B. 卷袖露臂，袖带不宜太紧避免影响血流，伸直肘部，手掌向上。

C. 打开血压计，垂直放置，开启水银槽开关，驱尽袖带内空气，平整缠绕于上臂中部，下缘距肘窝上 2～3cm，松紧以插入一指为宜。过紧或过松均影响血压值。

D. 戴好听诊器，触摸肱动脉搏动，把听诊器放于肱动脉搏动最明显处，一手固定，另一手握加压气球，关气门，注气至肱动脉搏动音消失后再注气使水银柱刻度升高 20～30mmHg，然后缓慢放气，使水银汞柱缓慢下降（速度以水银柱下降 4mmHg/秒为宜），并注意汞柱下降刻度与听诊器内肱动脉声音变化。

E. 当听诊器中出现第一声搏动声时，水银柱所指的刻度即为收缩压；继续放气，当搏动声突然变弱或消失，此时水银柱所指的刻度即为舒张压。

F. 测量完毕，驱尽袖带内余气，拧紧压力活门，整理后放入盒内，血压计盒盖右倾 45°使水银柱全部流回槽内，关闭水银槽开关，盖上盒盖，平稳放置好血压计。

G. 洗手后记录测量的数值于体温单上的血压栏内，

或转到护理记录单上。标准为收缩压/舒张压 mmHg。

3）下肢腘动脉血压测量法

A. 患者处仰卧或俯卧位，下肢伸直。

B. 卷裤，舒适卧位。

C. 缠袖带，但所用袖带比测量上肢宽 2cm，缠绕与大腿下部的袖带距腘窝 3～5cm，因大腿较胖，袖带一定要塞牢，将听诊器置于腘动脉搏动最明显处，用手固定好（用普通测上肢肱动脉血压的袖带来测定下肢腘动脉的血压后，其结果收缩压比腘动脉血压高 20～40mmHg，而舒张压差别不大）。

D. 记录单用分数式，标准为收缩压/舒张压 mmHg，并特别注明为下肢血压。

E. 其余操作同肱动脉。

（2）注意事项

1）需要密切观察血压的患者，应做到"四定"，即：定时间、定部位、定体位、定血压计。

2）偏瘫、乳腺癌根治术患者，应在健侧手臂上测量。

3）排除影响血压值的外界因素。

4）测血压前休息 15 分钟，以消除劳累或紧张因素对血压的影响。

5）血压计要定期进行校正，保持准确性，防止血压计本身造成的误差。

6）如发现血压听不清或异常时，应重测。重测时，待水银柱降至"0"点，相隔 1～2 分钟再测量，必要时，作双侧对照。

【复习思考题】

1. 简述体温过低患者的护理要点。

2. 什么是脉搏短绌？

3. 简述潮式呼吸的特点。

4. 测量血压时，左右两臂血压不相等，哪侧手臂所测量的数值高？为什么？

笔记栏

（陈　莉）

见习八　冷、热疗法

见习八（1）　冷　疗　法

【见习要求】

1. 掌握冷疗法的适应证与禁忌证。

2. 了解影响冷疗法效果的因素。

3. 掌握冷疗的方法。

【见习时数】　2学时。

【见习准备】　学生准备白大褂，戴口罩、帽子。

【见习过程】

1. 老师讲解本次见习的大致内容。

2. 老师演示冷疗的方法。

3. 老师以提问方式结束见习。

【知识精要】　冷疗法是临床常用的物理治疗方法。使用的目的是通过冷作用于人体的局部或全身而达到止血、镇痛、消炎、降温和增进舒适的效果。

1. 目的

（1）控制炎症扩散。

（2）减轻局部充血或出血。

（3）减轻疼痛。

（4）降温。

2. 禁忌证

（1）组织破损、破裂或有开放性伤口处。

（2）慢性炎症或深部化脓性病灶。

（3）血液循环障碍。

（4）冷过敏者。

（5）慎用冷疗法的情况：昏迷、感觉异常、年老体弱、婴幼儿、关节疼痛、心脏病、哺乳期产妇涨奶等。

3. 禁忌部位

（1）枕后、耳廓、阴囊等处：防止冻伤。

（2）心前区：防止引起反射性心率减慢、心房纤颤、心室纤颤及房室传导阻滞。

（3）腹部：防止腹泻。

（4）足底：防止引起反射性末梢血管收缩而影响散热，或引起一过性冠状动脉收缩。

4. 影响因素

（1）用冷方式和部位：分为全身和局部用冷。全身用冷反应强，局部用冷反应弱。冷效应与用冷面积成正比。根据病情应选用不同的方式和部位，如高热患者降温宜选用全身用冷或大动脉部位用冷；局部充血或出血者可在局部用冷。

（2）用冷时间：一般为 10～30 分钟，时间过长可引起不良反应，如寒战、面色苍白、冻疮、局部细胞代谢障碍等。

5. 操作流程

（1）局部用冷

1）冰袋：通过传导散热，用于降温、局部消肿、减少出血及缓解局部疼痛。

A. 将冰块用冷水冲去棱角，装入冰袋 1/2～2/3 满，排除冰袋内空气并夹紧袋口，检查倒提无漏水后装入布袋。

B. 高热降温置于前额、头顶部、体表大血管处如腋下、腹股沟；扁桃体摘除术后可置于颈前颌下以预防出血；放置时间不超过 30 分钟。

C. 观察局部血液循环及皮肤色泽，如皮肤苍白、青紫或麻木感，立即停止用冷。

D. 高热降温者，冰袋使用后 30 分钟测体温并记录，降至 39℃以下可取下冰袋。

E. 记录用冷部位、时间、效果评价及反应，防止冻伤。

2）冰帽和冰槽：用于头部降温，防治脑水肿，降低脑细胞代谢，减少需氧量，提高脑细胞对缺氧的耐受性，减轻脑细胞的损害。

（2）全身用冷

1）乙醇擦浴：主要通过蒸发散热，用于高热患者降温。

A. 常用 30℃，25%～35%的乙醇溶液 200～300ml。

B. 擦拭前冰袋置头部，热水袋置足底，浸过乙醇的毛巾拧至半干，以离心方向拍拭进行。

C. 在腋窝、肘窝、手心、腹股沟、腘窝等处应适当延长拍拭及停留时间，以促进散热。

D. 禁忌拍拭后颈部、心前区、腹部和足底等部位，以免引起不良反应，新生儿及血液病、高热患者禁用乙醇拭浴。

E. 随时观察患者情况，若出现寒战、面色苍白、脉搏及呼吸异常应立即停止，并及时联系医生。

F. 擦浴后 30 分钟测量体温并记录，降至 39℃以下可取下头部冰袋。

2）温水擦浴：主要通过传导散热，操作方法同乙醇擦浴。

【复习思考题】

简述冷疗法的禁忌部位有哪些。

笔记栏

（黄　敏）

见习八（2）　热　疗　法

【见习要求】

1. 掌握热疗法的适应证与禁忌证。

2. 了解影响冷、热疗法效果的因素。

3. 掌握热疗的方法。

【见习时数】　2 学时。

【见习准备】　学生准备白大褂，戴口罩、帽子。

【见习过程】

1. 老师讲解本次见习的大致内容。

2. 老师演示热疗的方法。

3. 老师以提问方式结束见习。

【知识精要】　热疗法是临床常用的物理治疗方法。使用的目的是通过热作用于人体的局部或全身，达到止痛、消炎、退热和增进舒适。

1. 目的

（1）促进浅表炎症的消散。

（2）减轻深部组织充血。

（3）缓解疼痛。

（4）保暖及舒适。

2. 禁忌证

（1）未明确诊断的急性腹痛：以防用热后疼痛缓解，掩盖病情而贻误诊治。

（2）面部危险三角区感染时：该处血管丰富，与颅内海绵窦相通，用热会使血管扩张、血流增多，导致细菌和毒素进入血循环，使炎症扩散，造成颅内感染和败血症。

（3）各种脏器出血、出血性疾病：热疗可使局部血管扩张、增加脏器的血流量和血管的通透性，从而加重出血。

（4）软组织扭伤或挫伤早期（24~48 小时内）：用热后可促进血液循环，加重皮下出血、肿胀和疼痛。

（5）其他。

3. 影响因素

（1）用热方式：湿热比干热疗效好。因水比空气导热性能强，渗透力大，所以不易使患者皮肤干燥、体液丢失，在同样的温度下，温热效果优于干热。

（2）用热时间：一般为 10~30 分钟，时间过长可引起不良反应、广泛周围血管扩张、血压下降。

（3）用热面积：热效应与用热面积成正比。但大面积用热可引起全身反应。

（4）环境温度：环境温度也影响用热温度和效果。

（5）个体差异：个体对热的敏感性和耐受性不同，对老年、小儿、昏迷、瘫痪、循环不良的患者用热时应防止烫伤。

4. 操作流程

（1）干热疗法

1）热水袋：保暖、解痉、镇痛和舒适。

A. 调节水温：正常成人水温 60～70℃，昏迷、老人、婴幼儿、循环不良等患者，因皮肤感觉迟钝水温应低于 50℃。

B. 灌水至热水袋的 1/2～2/3，排除袋内空气并夹紧袋口，检查倒提并装入布袋，放至所需部位，袋口朝身体外侧，使用时间不超过 30 分钟。

C. 如皮肤潮红、疼痛应立即停止使用，局部涂凡士林。

D. 如为保暖，水温降低后及时更换热水。

E. 记录热疗部位、时间、效果和反应。

2）红外线灯：消炎、解痉、镇痛、促进创面干燥结痂、保护肉芽组织生长。可用于婴儿红臀、会阴部伤口及植皮供皮区等。选用适当功率的灯泡，暴露治疗部位，灯距为 30～50cm，以温热为宜（以手试温），防止烫伤，时间为 20～30 分钟。

（2）湿热疗法

1）湿热敷：解痉、消炎、消肿、镇痛。可用于急性感染部位。

A. 水温为 50～60℃，受敷部位涂凡士林，盖单层纱布，用卵圆钳拧干敷布，以不滴水为度。以手腕内侧试温，将敷布敷于局部。

B. 热敷时间为 15～20 分钟。每 3～5 分钟更换一次敷布，观察局部皮肤颜色，防止烫伤。

C. 有伤口或创面者，按无菌操作进行，热敷后按换药法处理伤口。

D. 记录湿热敷部位、时间、效果及患者反应。

2）热水坐浴：减轻局部疼痛、炎症、水肿、充血及清洁局部，可用于术后、会阴和肛门疾病。

A. 坐浴前排空二便。

B. 水温为 40~45℃，坐浴时间为 15~20 分钟。

C. 如会阴和肛门部位有伤口，应备无菌浴盆和溶液，坐浴后更换敷料，按换药法处理伤口。

D. 禁忌证：女患者月经期、妊娠后期、产后 2 周内、阴道出血和盆腔急性炎症不宜坐浴，以免引起感染。

3）局部浸泡：消炎、镇痛、清洁、消毒伤口，可用于手、足、前臂、小腿部位的感染。水温 43~46℃，浸泡时间为 30 分钟。

【复习思考题】

1. 简述乙醇擦浴降温的机理。

2. 试述热疗法为什么能解除疼痛。

笔记栏

（黄　敏）

见习九　饮食与营养

【见习要求】

1. 熟悉医院饮食的种类、应用范围、饮食原则。

2. 了解病区的饮食管理，掌握患者进食前、进食后的管理。

3. 掌握鼻饲法。

4. 了解要素饮食的目的、应用方法和注意事项。

【见习时数】　4学时。

【见习准备】　学生准备好白大褂，口罩，帽子；患者1人/小组。

【见习过程】

1. 老师讲解本次见习的大致内容。

2. 老师带学生参观医院食堂。

3. 老师向学生演示鼻饲法，学生分组相互练习。

4. 老师以提问方式结束见习。

【知识精要】　饮食与营养和健康与疾病关系密切。合理的饮食与营养可以保证机体正常生长发育，维持机体各种生理功能，促进组织修复，提高机体免疫力。而不良的饮食与营养可以引起人体各种营养物质失衡，甚至导致疾病的发生。当机体患病时，通过适当的途径给予患者均衡的饮食以及充足的营养是促进患者康复的有效手段。

1. 人体对营养的需要

（1）**热能：**是一切生物维持生命和生长发育及从事各种活动所必需的能量。人体所需的热能营养素包括：碳水化合物、脂肪、蛋白质。

（2）营养素：是能够在生物体内被利用，具有供给能量、构成机体及调节和维持生理功能的物质。人体所需的六大营养素：蛋白质、脂肪、碳水化合物、矿物质、微量元素、维生素和水。

2. 饮食、营养与健康的关系

（1）合理饮食与健康

1）促进生长发育。

2）构成机体组织。

3）提供能量。

4）调节机体功能。

（2）不合理饮食与健康

1）营养不足：如缺铁性贫血、佝偻病等。

2）营养过剩：如肥胖、心脑血管疾病等。

3）饮食不当：如胃肠炎、食物中毒、过敏反应等。

（3）合理日常膳食

1）饮食原则：食物要多样、饥饱要适当、油脂要适量、粗细要搭配、食盐要限量、甜食要少吃、饮酒要节制、三餐要合理、活动与饮食要平衡。

2）中国居民平衡膳食宝塔。

3. 医院饮食　医院饮食分为三大类：基本饮食、治疗饮食和试验饮食。

（1）基本饮食：包括普通饮食、软质饮食、半流质饮食和流质饮食。

1）普通饮食：适用于消化功能正常患者、病情较轻或疾病恢复期患者。原则是给予易消化、无刺激性的食物、与健康人饮食相似。每日三餐。

2）软质饮食：适用于消化吸收功能差、咀嚼不便者、低热或术后恢复期患者。以碎、软、烂、无刺激性、易消化为主。如软饭、面条等。每日3~4餐。

3）半流质饮食：适用于口腔及消化道疾患、中等发热、体弱、手术后等患者。饮食是少量多餐，无刺激性、易吞咽呈半流质状。如泥、末、粥、羹等。每日5～6餐。

4）流质饮食：适用于口腔疾患、高热、各种大手术后、急性消化道疾患、危重或全身衰竭等患者。如乳类、豆浆、果汁、菜汁、米汤等。每日6～7餐。

（2）治疗饮食：指在基本饮食的基础上，适当调节热能和营养素，以达到治疗或辅助治疗目的的一种饮食。

常用的治疗饮食有：①高热量饮食；②高蛋白饮食；③低蛋白饮食；④低脂肪饮食；⑤低胆固醇饮食；⑥低盐饮食；⑦无盐低钠饮食；⑧高纤维素饮食；⑨少渣饮食等。

（3）试验饮食：指在特定时间内，通过对饮食内容的调整来协助诊断疾病和确保实验室结果正确性的一种饮食。

1）隐血试验饮食：适用于协助诊断有无消化道出血。

2）肌酐试验饮食：适用于协助检查、测定肾小球的滤过功能。

3）尿浓缩功能试验饮食（干饮食）：适用于检查肾小管的浓缩功能。

4）甲状腺 ^{131}I 试验饮食：适用于协助测定甲状腺功能。

5）胆囊 B 超检查饮食：适用于需行 B 超检查有无胆囊、胆管、肝胆管疾病患者。

4. 营养状况的评估

（1）影响因素的评估

1）身体因素：①生理因素如年龄、活动量、特殊生理状况；②病理因素如疾病及药物影响、食物过敏。

2）心理因素：一般情况下，焦虑、忧郁、恐惧、悲哀等不良情绪可使人食欲下降，愉快、轻松的心理状态则会促进食欲。有些患者在不正常心理状态（如孤独、焦虑）下有进食的欲望。

3）社会因素：经济状况、饮食习惯、饮食环境、营养知识等。

（2）饮食状况的评估：包括一般饮食形态、食欲、有无咀嚼不便及口腔疾患等可影响其饮食状况的因素。

（3）身体状况的评估

1）体格检查：包括患者的外貌、皮肤、毛发、指甲、骨骼、肌肉等。

2）人体测量：①身高、体重：体质指数（BMI）即体重（kg）与［身高（m）］^{2}的比值，中国标准为≥24为超重，≥28为肥胖；②皮褶厚度；③上臂围。

（4）生化指标及免疫功能的评估

1）血清蛋白质水平：正常值为 35～55g/L。

2）氮平衡试验。

3）免疫功能测定。

5. 一般饮食护理

（1）病区的饮食管理

1）责任医生开出饮食医嘱，确定饮食种类。

2）护士填写饮食通知单，送交营养室。

3）护士填写病区饮食单，并在患者床尾或床头注上标记。

（2）患者进食前的护理

1）饮食教育。

2）进食环境准备。

3）患者准备。

（3）患者进食时的护理

1）及时分发食物。

2）鼓励并协助患者进食。

3）如恶心、呕吐、呛咳等特殊问题的处理。

（4）患者进食后的护理

1）及时撤去餐具，保持患者餐后的清洁和舒适。

2）餐后根据需要做好记录。

3）做好交接班。

6. 特殊饮食护理　对于病情危重、存在消化道功能障碍、不能经口或不愿经口进食的患者，为保证营养素的摄取、消化、吸收，维持细胞的代谢，保持组织器官的结构与功能，调控免疫、内分泌等功能并修复组织，促进康复，临床上常根据患者的不同情况采用不同的特殊饮食护理，包括胃肠内营养和胃肠外营养。

（1）胃肠内营养（EN）

1）要素饮食：是一种化学组成明确的精制食品，含有人体所需的易于消化吸收的营养成分，与水混合后可以形成溶液或较为稳定的悬浮液。它的主要特点是无须经过消化过程即可直接被肠道吸收和利用。供给途径包括口服、鼻饲、经胃或空肠造瘘口滴入。

2）肠内营养泵：是一套完整、封闭、安全、方便的肠内营养输注系统。

3）鼻饲法：是将胃管经一侧鼻腔插入胃内，从管内灌注流质食物、水和药物的方法。

【适应证】　昏迷患者；口腔疾患或口腔手术后患者，上消化道肿瘤引起吞咽困难者；不能张口的患者，如破伤风患者；其他患者，如早产儿、病情危重者、拒绝进食者等。

【禁忌证】　食管静脉曲张、食道梗阻的患者。

【操作流程】

A. 核对：护士备齐用物携至患者床旁，核对患者姓名、床号。

B. 摆体位：有义齿者取下义齿，嘱患者取半坐位或坐位，无法坐起者取右侧卧位，昏迷患者取去枕平卧位，头向后仰。

C. 保护床单位：将治疗巾围于患者颌下，弯盘置于便于取用处。

D. 鼻腔准备：观察鼻腔是否通畅，用湿棉签清洁一侧鼻孔。

E. 标记胃管：测量胃管插入的长度，并标记。以患者前额发际至胸骨剑突处的长度（或鼻尖经耳垂至胸骨剑突处的长度）作为插入深度。插入长度成人为45～55cm。

F. 润滑胃管：将少许液状石蜡油倒于纱布上，润滑胃管前端。

G. 插管：一手持纱布托住胃管，一手持镊子夹住胃管前端，沿选定侧鼻孔轻轻插入。插入胃管至咽喉部（10～15cm）时，若为清醒患者，嘱其做吞咽动作；若为昏迷患者，则用左手将其头部托起，使下颌靠近胸骨柄，以利于插管。

H. 确认：插至预定长度后，检查胃管是否在胃内，常用检查方法有3种：抽吸胃液；听气过水声；将胃管末端放入水中观察无气泡溢出。

I. 固定：将胃管用胶布在鼻翼及颊部固定。

J. 灌注食物：连接注射器于胃管末端，抽吸见有胃液抽出，再注入少量温开水，然后缓慢注入鼻饲液或药液，鼻饲完毕后再注入少量温开水冲洗胃管。

K. 处理胃管末端：将胃管末端反折，用纱布包好，用橡皮筋扎紧或用夹子夹紧，用别针固定于大单、枕旁或患者衣领处。

L. 操作后处理：协助患者清洁鼻孔、口腔，整理床单位，处理用物，洗手，记录。

M. 拔管：用纱布包裹近鼻孔处的胃管，嘱患者深呼吸，在患者呼气时拔管，边拔边用纱布擦胃管，到咽喉处快速拔出。

【注意事项】

A. 操作动作应轻柔，以免损伤患者鼻腔和消化道黏膜。

B. 插入胃管至咽喉部（10～15cm）时，若为清醒患者，嘱其做吞咽动作；若为昏迷患者，则用左手将其头部托起，使下颌靠近胸骨柄，以利于插管。

C. 插入胃管过程中如果患者出现呛咳、呼吸困难、发绀等，表明胃管误入气管，应立即拔出胃管。

D. 每次鼻饲前应证实胃管在胃内且通畅，并用少量温水冲管后再进行喂食，鼻饲完毕后再次注入少量温开水，防止鼻饲液凝结。

E. 鼻饲液温度应保持在 38～40℃左右，避免过冷或过热；新鲜果汁与奶液应分别注入，防止产生凝块；药片应研碎溶解后注入。

F. 长期鼻饲者应每天进行 2 次口腔护理，并定期更换胃管，普通胃管每周更换一次，硅胶胃管每月更换一次。

（2）胃肠外营养（PN）：通过周围静脉或中心静脉输入患者所需的全部能量及营养素，包括氨基酸、脂肪、各种维生素、电解质和微量元素的一种营养支持方法，可分为部分胃肠外营养（PPN）和全胃肠外营养（TPN）。

【复习思考题】

1. 基本饮食有几种？流质饮食适用于哪些患者？
2. 如何验证胃管是否在胃中？

笔记栏

（龚美英）

见习十 排 泄

见习十（1） 排尿异常及相关护理技术

【见习要求】

1. 熟悉排尿活动异常的概念、原因。

2. 掌握排尿异常的护理、与排尿有关的护理技术。

【见习时数】 2 学时。

【见习准备】 学生准备好白大褂，口罩，帽子；患者 1 人/小组。

【见习过程】

1. 老师讲解本次见习的大致内容。

2. 老师向学生演示导尿术并指导学生练习。

3. 老师以提问方式结束见习。

【知识精要】 排泄是机体新陈代谢所产生的废物排出体外的生理活动过程，是人体的基本生理需要之一，也是维持生命的必要条件之一。

1. 排尿的观察

（1）正常排尿

1）正常情况下，排尿受意识控制，无痛苦，无障碍，可自主进行。

2）一般成人 24 小时尿量为 1000～2000ml。呈淡黄色、澄清、透明。尿比重为 1.015～1.025，pH4.5～7.5，呈弱酸性。静置一段时间后，有氨臭味。

（2）异常排尿

1）次数和量：①多尿：尿量超过 2500ml/24h，见于糖尿病、尿崩症；②少尿：尿量少于 400ml/24h 或少于

17ml/h，见于心、肾疾病和休克；③无尿或尿闭：24 小时尿量少于 100ml 或 12 小时内无尿液产生者，见于严重休克、急性肾功能衰竭、药物中毒等患者。

2）颜色：在病理情况时，尿色可有以下变化：①肉眼血尿：尿呈红色或棕色，见于泌尿系感染、结核等；②血红蛋白尿：呈酱油色或浓红茶色，隐血试验阳性，见于溶血性疾病等；③胆红素尿：呈深黄色或黄褐色，见于阻塞性黄疸等；④乳糜尿：因尿中含淋巴液而呈乳白色，见于丝虫病。

3）透明度：尿中含大量脓细胞、红细胞、上皮细胞、炎性渗出物时，呈浑浊状，见于泌尿系感染。

4）气味：新鲜尿有氨味，提示泌尿系感染；糖尿病酮症酸中毒时，因尿中含丙酮，有烂苹果气味。

5）膀胱刺激征：主要表现为尿频、尿急、尿痛，常见于泌尿系感染。

（3）影响正常排尿的因素

1）心理因素。

2）个人习惯。

3）环境问题。

4）液体和饮食的摄入。

5）气候变化。

6）治疗及检查。

7）疾病。

8）其他因素。

2. 排尿异常患者的护理

（1）尿潴留：指尿液大量存留膀胱内而不能自主排出。

1）心理护理。

2）提供隐蔽的排尿环境：关闭门窗，屏风遮挡，请无关人员回避。

3）调整体位和姿势：卧床患者可协助其坐起或抬高上身，尽量以习惯的姿势排尿。

4）利用条件反射诱导排尿：如听流水声、轻揉大腿内侧、用温水冲洗会阴部。

5）热敷、按摩下腹部。

6）健康教育。

7）必要时根据医嘱用药。

8）必要时行导尿术。

（2）尿失禁：指排尿失去意识控制或不受意识控制，尿液不自主地流出。

1）皮肤护理：及时更换尿垫、床单、衣裤，保持皮肤清洁干燥，定时按摩受压部位。

2）外部引流：必要时应用接尿装置引流尿液。

3）重建正常的排尿功能：①摄入适当的液体：嘱患者白天多饮水（2000～3000ml），睡前限制饮水；②训练膀胱功能：观察排尿反应，定时给予便器，用手按压膀胱协助排尿，建立规律的排尿习惯；③盆底肌锻炼：指导患者做排尿动作，先慢慢收紧盆底肌肉，再缓缓放松，每次约10秒，连续10次，每日进行数次。

4）对长期尿失禁患者可留置导尿。

5）心理护理。

3. 导尿术

（1）适应证

1）各种原因引起的尿潴留。

2）协助临床诊断：如留取未受污染的尿标本作细菌培养；测量膀胱容量、压力及检测残余尿液；进行尿道或膀胱造影等。

3）膀胱化疗。

（2）相对禁忌证

1）急性尿道炎。

2）急性前列腺炎、急性附睾炎。

3）女性月经期。

4）尿道损伤试插导尿管失败者。

（3）操作流程

1）女性患者导尿术

A. 患者取仰卧屈膝位，两腿略外展。

B. 初步消毒外阴：由外向内，自上而下。

C. 打开导尿包外包布，将包置两腿间，打开内包布，倒消毒液于小药杯中。

D. 戴无菌手套，铺孔巾。

E. 用无菌液状石蜡油棉球润滑导尿管前端。

F. 再次消毒外阴：分开小阴唇，依次消毒尿道口、对侧和近侧小阴唇、尿道口。

G. 插导尿管：插入尿道约 4～6cm，见尿液流出再插 1cm，（若为留置导尿，见尿液流出再插入 5～7cm），固定导尿管。

H. 如需留取尿标本，用无菌标本瓶接中段尿 5ml。导尿完毕拔出导尿管。

I. 尿标本贴标签送检，整理用物，记录。

2）男性患者导尿术

A. 消毒方法：初步消毒外阴时，依次为阴阜、阴茎（自阴茎根部向尿道口擦拭）、阴囊和尿道口；再次消毒时，用无菌纱布包裹阴茎并提起，使之与腹壁呈 60°角，将包皮向后推，暴露尿道口，自尿道口由内向外旋转擦拭尿道口、龟头及冠状沟。

B. 插入深度：男性尿道长 18～20cm，有两个弯曲，3 个狭窄。插尿管时应将阴茎提起与腹壁呈 60°角，使耻骨前弯消失，插入尿道约 20～22cm，见尿液流出再插 1～2cm。

C. 其余操作同女患者导尿术。

（4）注意事项

1）操作过程中严格遵循无菌原则，导尿管粗细适宜，插管动作轻柔。

2）保护患者隐私，注意保暖。

3）尿潴留患者首次放尿不超过 1000ml，以防腹压突降引起患者虚脱，且膀胱内压突降，可引起黏膜急剧充血，发生血尿。

4）老年女性尿道口回缩，插管时需仔细辨认，避免误入阴道。

5）女患者导尿管误入阴道，应更换尿管后重新插入。

6）为避免损伤和导致泌尿系统感染，必须掌握男性和女性尿道的解剖特点。

4. 留置导尿管术

（1）适应证

1）抢救危重、休克患者时正确记录尿量、测尿比重，以观察病情。

2）为盆腔手术排空膀胱，避免术中误伤。

3）某些泌尿系疾病手术后，便于引流和冲洗，减轻手术切口的张力，促进愈合。

4）为尿失禁或会阴部有伤口者引流尿液，保持会阴部清洁干燥。

5）为尿失禁的患者行膀胱功能训练。

（2）相对禁忌证：同导尿术。

（3）操作流程：同导尿术。

（4）注意事项

1）做好解释，使患者及家属认识预防泌尿系感染的重要性。

2）保持引流通畅，患者离床活动时妥善安置导尿管及集尿袋，以防尿管脱出。

3）防止逆行感染：①保持尿道口清洁：每天用消毒棉球擦洗女患者外阴和尿道口（男患者擦洗尿道口、龟头及包皮）1~2次。②每天定时更换集尿袋，及时倾倒，并记录尿量。集尿袋位置低于耻骨联合。③定期更换导尿管，尿管的更换频率通常根据导尿管的材质决定，一般为1~4周更换一次，防止感染和管腔堵塞。

4）鼓励患者多饮水，发现尿液浑浊、有沉淀、结晶时应做膀胱冲洗，每周做尿常规检查1次。

5）训练膀胱反射功能：拔管前采用间歇性夹管方式，使膀胱定时充盈和排空，促进膀胱功能恢复。

5. 膀胱冲洗

（1）目的

1）对留置导尿管的患者，保持其尿液引流通畅。

2）清洁膀胱。

3）治疗某些膀胱疾病，如膀胱炎、膀胱肿瘤。

（2）操作流程

1）携用物至床旁，核对患者床号、姓名、手腕带，解释，戴口罩，将输液瓶挂于输液架上（距床面约60cm），固定通气管，戴手套。

2）导尿、固定。

3）排空膀胱，止血钳夹闭引流管，铺治疗巾，合理暴露，注意保暖。

4）连接冲洗接头，冲洗液排气，连接冲洗管与尿管，松止血钳，打开冲洗液开关。

5）调节冲洗速度（一般60~80滴/分），按需要如此反复冲洗。

6）冲洗后处理。

（3）注意事项

1）严格无菌技术操作。

2）避免用力回抽造成黏膜损伤。若引流的液体少于灌入的液体量，应考虑是否有血块或脓液阻塞，可增加冲洗次数或更换导尿管。

3）冲洗时嘱患者深呼吸，以减少疼痛。若患者出现腹痛、腹胀、膀胱痉挛等情形，应暂停冲洗。

4）冲洗后如出现出血较多或血压下降，应立即报告医生，并注意记录冲洗液的量及性状。

【复习思考题】

1. 常见的异常排尿有哪些？

2. 如何护理尿潴留患者？

笔记栏

（肖　琳）

见习十（2）　排便异常及相关护理技术

【见习要求】

1. 熟悉排便活动异常的概念、原因、症状和体征。

2. 掌握排便异常的护理、与排便有关的护理技术。

【见习时数】　2学时。

【见习准备】　学生准备好白大褂，口罩，帽子；患者 1 人/小组。

【见习过程】

1. 老师讲解本次见习的大致内容。

2. 老师向学生演示灌肠法，并指导学生练习。

3. 老师以提问方式结束见习。

【知识精要】

1. 排便的观察

（1）正常粪便：正常成人每日排便 1～3 次，柔软成形，黄褐色。

（2）异常粪便

1）形状：消化不良或急性肠炎时，排便增多，可为稀便或水样便；便秘时坚硬呈栗子；直肠、肛门狭窄或肠道部分梗阻时呈扁条状或带状。

2）颜色：柏油样提示上消化道出血；白陶土色见于胆道完全阻塞；暗红色血便提示下消化道出血；果酱样见于肠套叠、阿米巴痢疾；粪便表面粘有鲜红色血液见于痔疮或肛裂；白色"米泔水"样便见于霍乱、副霍乱。

3）内容物：粪便中含有大量黏液见于肠炎；伴有脓血见于痢疾、直肠癌；肠道寄生虫病则可见蛔虫、蛲虫等。

4）气味：粪便呈酸臭味见于消化不良；腐臭味见于直肠溃疡、肠癌；腥臭味见于上消化道出血。

（3）影响排便活动的因素

1）生理因素：年龄、个人排泄习惯。

2）心理因素。

3）社会文化因素。

4）饮食与活动：食物与液体摄入、活动。

5）与疾病有关的因素：疾病、药物、治疗和检查。

2. 排便异常患者的护理

（1）便秘：指正常的排便形态改变，排便次数减少，排出过干过硬的粪便，且排便不畅、困难。

1）提供适当的排便环境：提供单独隐蔽的环境和充足的排便时间。

2）选取适宜的排便姿势：坐位或蹲位，仰卧位时可使患者适当抬高床头。需绝对卧床或术前患者应有计划地训练床上使用便盆。

3）腹部环形按摩，可刺激肠蠕动，促进排便。

4）遵医嘱给予口服缓泻剂。

5）使用简易通便剂：如开塞露、甘油栓，以软化粪便、润滑肠壁、刺激肠蠕动。

6）以上方法均无效时，遵医嘱给予灌肠。

7）健康教育。

8）帮助患者重建正常的排便习惯：定时排便，不随便使用缓泻剂或灌肠等方法。

9）合理安排膳食：多吃蔬菜、水果、粗粮等含膳食纤维多的食物；病情允许时每日液体摄入量应不少于2000ml；适当食用油脂类食物。

10）鼓励患者适当运动：如散步、做操等，卧床患者进行床上活动。

（2）粪便嵌塞：指粪便持久滞留堆积在直肠内，坚硬不能排出。常见发生于慢性便秘的患者。

1）早期可使用栓剂、口服缓泻剂来润肠通便。

2）必要时先行油类保留灌肠，2～3小时后再做清洁灌肠。

3）人工取便。

4）健康教育。

（3）腹泻：指正常排便形态改变，频繁排出松散稀薄的粪便甚至水样便。

1）去除诱因，如肠道感染者，遵医嘱给予抗生素治疗。

2）卧床休息，减少肠蠕动，注意腹部保暖。

3）膳食调理：鼓励患者多饮水，酌情给予清淡的流质或半流质饮食，严重腹泻时禁食。

4）防治水、电解质紊乱：遵医嘱给予止泻剂，口服补液盐或静脉输液。

5）维持皮肤完整性。

6）密切观察病情，记录排便的性质、次数。疑为传染病时按隔离原则处理。

7）心理支持。

8）健康教育。

（4）排便失禁：指肛门括约肌不受意识的控制而不自主排便。

1）心理护理：给予安慰和尊重，保持室内空气清新。

2）保护皮肤：保持清洁干燥，便后用温水清洗肛周及臀部皮肤，防止压疮。

3）重建控制排便的能力：观察排便反应和规律，定时予患者便盆排便；指导患者做盆底肌练习，以逐渐恢复肛门括约肌的控制能力。

4）如无禁忌，保证患者每天摄入足量的液体。

5）保持床褥、衣服清洁，室内空气清新。

（5）肠胀气：指胃肠道内有过量气体积聚，不能排出。

1）指导患者养成良好的饮食习惯。

2）去除引起胀气的原因。

3）鼓励患者适当活动。

4）轻微胀气时，可行腹部热敷或腹部按摩、针刺疗法。严重者，遵医嘱给予药物治疗或行肛管排气。

3. 灌肠法

（1）大量不保留灌肠

1）适应证

A. 解除便秘、肠胀气。

B. 清洁肠道，为肠道手术、检查或分娩作准备。

C. 稀释并清洁肠道内的有害物质，减轻中毒。

D. 为高热患者降温。

2）禁忌证：妊娠、急腹症、严重心血管疾病等患者禁忌灌肠。

3）操作流程

A. 携用物至床旁，核对患者床号、姓名、手腕带、灌肠液，解释；协助患者取左侧卧位，双腿屈曲，暴露臀部，消毒双手，垫巾。

B. 取出灌肠筒，关闭引流管上的开关，倒入灌肠液，将灌肠筒挂于输液架，筒内液面高于肛门约 40~60cm。

C. 戴手套，润滑肛管、排气，将肛管插入直肠 7~10cm，固定肛管。

D. 灌液，操作中观察液面和患者反应：如液体流入受阻，可移动或挤捏肛管；如患者感觉腹胀或有便意，可降低灌肠筒高度，嘱患者深呼吸；如患者出现脉速、面色苍白、出冷汗、剧烈腹痛、心慌气急，应立即停止灌肠。

E. 灌肠完毕，嘱患者保留溶液 5~10 分钟后排便，做好记录。如为降温，应保留 30 分钟后排便，排便后 30 分钟测量体温并记录。

4）注意事项

A. 灌肠溶液：常用 39~41℃，0.1%~0.2%肥皂水或生理盐水 500~1000ml，降温时用 28~32℃，中暑患者用4℃生理盐水。

B. 伤寒患者灌肠液量不超过500ml，压力宜低，液面距肛门<30cm。

C. 肝昏迷患者禁用肥皂水灌肠，以减少氨的产生和吸收；充血性心力衰竭和水钠潴留患者禁用0.9%氯化钠溶液灌肠，以减少钠的吸收。

D. 准确掌握灌肠溶液的温度、浓度、流速、压力和溶液的量。

E. 灌肠时患者如有腹胀或便意时，应嘱患者做深呼吸，以减轻不适。

F. 灌肠过程中应随时观察患者的病情变化，如发现脉速、面色苍白、出冷汗、剧烈腹痛、心慌气急时，应立即停止灌肠并及时与医生联系，采取急救措施。

（2）小量不保留灌肠

1）目的：为腹部或盆腔术后患者、危重患者、年老体弱、小儿及孕妇软化粪便，解除便秘，排除肠道积气，减轻腹胀。

2）操作流程

A. 携用物至床旁，核对患者床号、姓名、手腕带、灌肠液，解释；协助患者取左侧卧位，双腿屈曲，暴露臀部，垫橡胶单、治疗巾。

B. 戴手套，用注射器抽吸灌肠液，连接肛管，润滑肛管前端，排气、夹管。

C. 插肛管，将肛管从肛门插入7～10cm。

D. 固定肛管，松开血管钳，缓慢注入灌肠液，注毕夹管，取下注射器再吸取溶液，松夹后再行灌注；如此反复直至灌肠液全部注入完毕。

E. 灌肠完毕，嘱患者保留溶液10～20分钟后排便，做好记录。

3）注意事项

A. 常用溶液为"1、2、3"溶液（50%硫酸镁30ml、甘油60ml、温开水90ml）和油剂（即甘油和温开水各50ml），各种植物油120～180ml。溶液温度38℃。

B. 灌肠时插管深度为7～10cm，压力宜低，灌肠液注入速度不得过快。

C. 每次抽吸灌肠液时应反折肛管尾段，防止空气进入肠道，引起腹胀。

（3）清洁灌肠

1）目的：彻底清除滞留在结肠中的粪便。常用于直肠、结肠X线摄片和术前的肠道准备。

2）操作流程：首先用肥皂水行大量不保留灌肠，然后用生理盐水灌肠数次，直至排出液澄清为止。

3）注意事项：压力要低，每次灌肠后让患者休息片刻。

（4）保留灌肠

1）目的：将药物灌入到直肠或结肠内，通过肠黏膜吸收达到镇静、催眠、治疗肠道感染等目的。

2）操作流程

A. 携用物至床旁，核对患者床号、姓名、手腕带、灌肠液，解释；根据不同的目的选择体位，抬高臀部约10cm。

B. 戴手套，连接肛管，润滑肛管前段，排气后插入肛门15～20cm，注入灌肠液、温开水5～10ml。

C. 灌肠完毕，嘱患者保留溶液1小时以上，做好记录。

3）注意事项

A. 常用药液：镇静用10%水合氯醛，肠道抗感染用0.5%～1%新霉素等。液量小于200ml，溶液温度 39～41℃。

B. 操作前嘱患者排便，以利于药物吸收。根据病情安置体位：慢性痢疾取左侧卧位，阿米巴痢疾取右侧卧位，以提高疗效。

C. 嘱患者保留药液 1 小时以上，使药物充分吸收，达到治疗效果。

D. 肛门、直肠、结肠术后患者及大便失禁患者不宜做保留灌肠。

4. 肠胀气患者的护理

（1）心理护理：解释肠胀气的原因，以缓解紧张情绪。

（2）饮食调整：进食易消化的食物，少吃产气食物，少饮碳酸饮料，进食速度不宜过快。

（3）促进排气

1）适当活动，卧床患者常变换卧位，病情允许可下床散步。

2）腹部热敷或按摩。

3）必要时行肛管排气。

5. 肛管排气

1）目的：排除肠内积气，减轻腹胀。

2）操作流程

A. 将一盛水的瓶子系于床边，橡胶管一端插入水瓶液面以下，另一端与肛管连接。

B. 肛管插入直肠 15～18cm。橡胶管留出足够翻身的长度，固定于床单上。

C. 观察和记录排气情况：如排气不畅，帮助患者更换体位及按摩腹部，以促进排气。

D. 保留肛管时间一般不超过 20 分钟，因长时间留置肛管会减少括约肌的反应，甚至导致肛门括约肌永久性松弛。

【复习思考题】

1. 简述大量不保留灌肠的操作方法？

2. 从呕吐物的颜色、气味，怎样辨别疾病？

笔记栏

（肖 琳）

见习十一　药物疗法与护理

见习十一（1）　安全给药原则和口服给药方法

【见习要求】

1. 了解护士在执行药物治疗中的职责。

2. 根据药疗的护理程序，熟练掌握操作技术。

【见习时数】　2学时。

【见习准备】

1. 示范患者若干。

2. 用物：药车或药盘、发药本、药杯、药匙、量杯、滴管、乳钵、湿纱布、服药本、小药卡、水壶内备温开水、脸盆内盛快速手消毒液。

【见习过程】

1. 带教老师叙述护士在药疗过程中所承担的角色及职责。

2. 观看操作光盘，简述口服给药的护理程序及给药中的注意事项。

3. 学生到病房观摩口服给药的操作过程，并在带教老师的指导下予以实践，老师解答学生疑问，予以总结。

【知识精要】　药物治疗与患者的健康乃至生命密切相关，口服给药是指药物经过胃肠道黏膜吸收后产生药疗作用的给药方法。

1. 概述

（1）护士在药疗过程中的角色及职责

1）严格遵守安全给药的原则：①按医嘱给药；②严

格执行查对制度；③过敏试验。

2）熟练掌握正确的给药方法与技术。

3）促进疗效及减轻药物的不良反应。

4）指导患者合理用药。

5）参与药物管理。

（2）影响药物疗效的因素

1）药物方面：①剂量；②剂型；③给药途径；④给药时间；⑤联合用药。

2）机体方面：①性别；②年龄与体重；③病理状态；④心理行为因素。

（3）给药的护理程序：①评估；②提出护理诊断；③计划；④实施；⑤评价。

2. 口服给药法

（1）概念：口服给药是药物经口达到胃肠道后吸收产生药效作用的给药方法，最常采用。

（2）操作流程

1）备药：①洗手、戴口罩；②依照服药本上患者床号、姓名，填写好药卡，按顺序插入发药盘内；③依据不同药物剂型采取相应的取药方法：固体药用药匙取药，液体药用量杯量取，不足 1ml（15 滴/毫升）时用滴管吸取；④备完后核对一次，并与另一护士再次进行核对。

2）发药：①洗手，按床号顺序发送药物，严格执行查对制度；②对自行服药有困难的患者提供帮助；③向患者及家属解释药物的作用及注意事项；④发完药，药杯按要求作相应处理，并清洁发药车。

（3）操作原则

1）摆药按服药时间准备药牌，核对药牌和服药卡，按床号顺序将药牌插入发药盘内。

2）严格查对后摆药，摆药顺序依次为固体、液体及油剂，粉剂与口含片应单独包好，对婴幼儿、鼻饲或上消化道出血的患者，应将药研碎并包好。

3）所需药液量不足 1ml 时用滴管吸取，在药杯内先倒入少量冷开水，再滴入药液，以免药液黏附杯内导致剂量不准确。

（4）注意事项

1）严格执行查对制度和无菌操作原则。

2）需吞服的药物通常用 40～60℃温开水送下，不要用茶水服药。

3）婴幼儿、鼻饲或上消化道出血患者所用的固体药，发药前需将药片研碎。

4）增加或停用某种药时要告诉患者。

5）注意药物之间的配伍禁忌。

（5）健康教育

1）对牙齿有腐蚀作用的药物如酸类和铁剂，用吸管吸服，服后漱口。

2）缓释片、肠溶片、胶囊吞服时不可嚼碎；舌下含片应放舌下或两颊黏膜与牙齿之间待其融化。

3）健胃药宜在饭前服，助消化药及对胃黏膜有刺激性的药物宜饭后服，催眠药应在睡前服，驱虫药应在空腹或半空腹服用。

4）抗生素及磺胺类药物应准时服药，以保证有效的血药浓度。

5）服用对呼吸道起安抚作用的药物后不宜立即饮水。

6）某些磺胺类药物经肾脏排出，尿少时易析出结晶堵塞肾小管，应嘱咐患者服药后多饮水。

7）服用强心甙类药物时需加强对心率及心律的监

测，脉率低于 60 次/分或节律不齐时应暂停服用并告知医生。

【复习思考题】 简述口服给药的注意事项。

（周艳玉 张黎黎）

见习十一（2） 常用注射给药法

【见习要求】 掌握皮内注射法、皮下注射法、肌内注射法的原则，并熟练掌握其操作方法。

【见习时数】 4学时。

【见习准备】

1. 示范患者每组 1 人。

2. 治疗盘、皮肤消毒液、无菌棉签、持物钳、消毒治疗巾、砂轮、启瓶器、弯盘、注射器和针头。

【见习过程】

1. 了解注射部位的解剖结构。

2. 叙述常用注射方法。

3. 观看操作光盘。

4. 由带教老师带领到病房见习实际操作。

5. 学生自由发言复述注射的操作过程并演示，由老师总结。

【知识精要】　注射给药的突出优点是药物吸收快，血药浓度迅速升高，适用于各种原因不宜口服给药的患者。

1. 注射给药的基本知识

（1）注射原则

1）认真执行查对制度。

2）严格遵守无菌技术原则。

3）严格执行消毒隔离制度。

4）选择合适的注射器和针头。

5）选择合适的注射部位。

6）现配现用注射药液。

7）注射前排尽空气。

8）注射前检查回血。

9）掌握合适的进针角度和深度。

10）减轻患者的不适与疼痛：①做到"二快一慢加匀速"；②分散患者注意力；③取舒适体位。

（2）抽取注射用药液

1）自安瓿中抽取药液法。

2）自密封瓶内抽取药液法。

2. 皮内注射法

（1）概念：皮内注射法是将少量药液或生物制品注射于皮内的方法。

（2）目的：常用于药物过敏试验、预防注射或作为局部麻醉的起始步骤。

（3）操作流程：以药物过敏试验为例。

1）洗手、戴口罩，按医嘱吸取药液。

2）携用物至患者床旁，核对患者床号、姓名，询问用药史、过敏史、家族史。

3）选择注射部位。根据皮内注射的目的选择部位：

如药物过敏试验常选用前臂掌侧下段；预防接种常选用上臂三角肌下缘；局部麻醉则选择麻醉处。

4）用75%乙醇溶液消毒皮肤。

5）二次核对，排尽空气。

6）穿刺、注射：一手绷紧局部皮肤，一手以平执式持注射器，针尖斜面向上与皮肤呈5°角刺入，待针头斜面完全进入皮内后推注药液0.1ml，使局部形成一皮丘，拔出针头。

7）再次核对，记录皮内注射时间及注射者姓名。

8）协助患者取舒适卧位，清理用物，洗手，20分钟后观察结果并记录。

（4）注意事项

1）严格执行查对制度和无菌操作制度。

2）做药物过敏试验前，护士应详细询问患者的用药史、过敏史及家族史，如患者对需要注射的药物有过敏史，则不可做皮试，应及时与医生联系，更换其他药物。

3）做药物过敏试验消毒皮肤时忌用碘酊、碘伏，以免影响对局部反应的观察。

4）进针角度以针尖斜面能全部进入皮内为宜，进针角度过大易将药液注入皮下，影响结果的观察和判断。

5）为患者做药物过敏试验前，要备好急救药品，以防发生意外。

6）药物过敏试验结果如为阳性反应，告知患者或家属，不能再用该种药物，并记录在病历上。

（5）健康教育

1）给患者做药物过敏试验后，嘱患者勿离开病室（或注射室），等待护士，于20分钟后观察结果。同时告知患者，如有不适立即通知护士，以便及时处理。

2）拔针后指导患者勿揉擦局部，以免影响结果的观察。

3. 皮下注射法

（1）概念：皮下注射是将少量药液或生物制剂注入皮下组织的方法。

（2）目的：常用于不宜经口服给药，或要求较口服给药产生作用迅速而又较肌内或静脉注射产生作用稍慢的情况，如预防接种或胰岛素、肾上腺素、阿托品等药物注射。

（3）操作流程

1）洗手、戴口罩，按医嘱吸取药液。

2）携用物至患者床旁，核对患者床号、姓名。

3）选择部位，消毒皮肤。

4）核对、排气。

5）注射：一手绷紧局部皮肤，一手持注射器，食指固定针栓，针尖斜面向上与皮肤呈 30～40°角快速刺入皮下，抽无回血，注射药物。

6）注射毕快速拔针，用棉签按压针刺处片刻。

7）再次核对，协助取舒适卧位，整理床单位，清理用物，洗手，记录。

（4）注意事项

1）严格执行查对制度和无菌操作原则。

2）注射前详细询问患者的用药史。

3）刺激性强的药物不宜皮下注射。

4）对过于消瘦者可捏起局部组织，适当减少进针角度，以免刺入肌层。

（5）健康教育：对长期注射者，应让患者了解建立轮流交替注射部位的计划，经常更换注射部位，以促进药物的吸收。

4. 肌内注射法

（1）概念：肌内注射是将一定量药液注入肌肉组织内的方法。

（2）目的

1）不宜采用口服给药者。

2）要求药物在较短时间内发生药效而又不适于或不必要进行静脉注射。

3）药物刺激性较强或药量较大，不适于皮下注射。

（3）常用肌内注射的定位方法

1）臀大肌肌内注射的定位方法：①十字法：从臀裂顶点向左或向右作一水平线，然后从髂嵴最高点作一垂直线，这样一侧臀部被划分为4个象限，其外上象限为注射部位，注意避开内角；②联线法：取髂前上棘与尾骨联线的外上1/3处为注射部位。

2）臀中肌、臀小肌肌内注射定位法：①三角区法：以食指尖和中指尖分别置于髂前上棘和髂嵴下缘处，这样髂嵴、示指、中指之间便构成一个三角形区域，此区域即为注射部位；②三横指法：髂前上棘外侧三横指处。

3）股外侧肌肌内注射定位：在大腿中段外侧，该处范围较广，可供反复多次注射。

4）上臂三角肌肌内注射定位：取上臂外侧，肩峰下2～3横指处，此处肌肉较臀部肌肉薄，只能作小剂量注射。

（4）操作流程

1）洗手、戴口罩、按医嘱吸取药液。

2）核对，向患者解释。

3）协助患者取合适体位，选择注射部位。

4）常规消毒皮肤，待干。

5）再次核对、排尽空气。

6）注射：以一手拇指和食指绷紧局部皮肤，另一手持注射器，以中指固定针栓，用手臂带动腕部力量，将针头迅速垂直刺入，深度约为针梗的 2/3。

7）固定针头，抽无回血后缓慢推注药物。

8）注射毕，用无菌棉签轻压进针处，快速拔针，按压片刻。

9）再次核对。

10）协助患者取舒适卧位，整理床单位，清理用物，洗手，记录。

（5）注意事项

1）严格执行查对制度和无菌操作原则。

2）两种药物同时注射时，注意配伍禁忌。

3）对 2 岁以下婴幼儿不宜选用臀大肌注射，因其臀大肌尚未发育好，注射时有损伤坐骨神经的危险，最好选择臀中肌和臀小肌。

4）若针头折断，应先稳定患者情绪，并嘱患者保持原位不动，固定局部组织，以防断针移位，同时尽快用血管钳夹住断端取出；如断端全部埋入肌肉，应速请外科医生处理。

5）对需长期注射者，应交替更换注射部位，并选用细长针头，以避免和减少硬结发生。如因长期多次注射出现局部硬结时，可采用热敷、理疗等方法予以处理。

（6）健康教育

1）臀部肌内注射时，为使臀部肌肉放松，减轻疼痛与不适，可嘱患者取侧卧位、俯卧位、仰卧位或坐位。为使局部肌肉放松，嘱患者侧卧位时上腿伸直，下腿稍弯曲；俯卧位时足尖相对，足跟分开，头偏向一侧。

2）对因长期多次注射出现局部硬结的患者，教给其局部热敷的方法。

（周艳玉　张黎黎）

见习十一（3）　雾化吸入法

【见习要求】　熟练掌握各种吸入给药法的操作方法及技术。

【见习时数】　1学时。

【见习准备】

1. 示范患者每组1人。

2. 超声雾化器、医嘱用药物、氧气装置、雾化吸入器。

【见习过程】

1. 了解吸入疗法的原理。

2. 掌握各种雾化吸入的操作方法。

3. 学生分组到病房观摩操作。

4. 示教室内由老师演示后，学生分组进行操作练习。

5. 带教老师总结。

【知识精要】　吸入药物除了对呼吸道局部产生作

用外，还可通过肺部组织吸收而产生全身性疗效。

1. 超声雾化吸入法

（1）目的

1）湿化气道。

2）控制呼吸道感染。

3）改善通气功能。

4）预防呼吸道感染。

（2）用物

1）治疗车上置超声波雾化器1套，冷蒸馏水，水温计。

2）医嘱用药物。

（3）操作流程

1）检查雾化器。

2）连接雾化器主件与附件。

3）加冷蒸馏水于水槽内，浸没雾化罐底部透声膜。

4）核对后按医嘱加入治疗药物。

5）核对患者，做好解释，指导患者如何进行配合。

6）协助患者取舒适卧位，接通电源，打开电源开关（指示灯亮），预热3～5分钟，调整定时开关至所需时间，打开雾化开关，调节雾量，将含嘴放入患者口中（也可用面罩），指导患者做深呼吸。

7）治疗毕，取下含嘴，关雾化开关，再关电源开关。

8）擦干患者面部，协助其取舒适卧位，整理床单位；整理用物，放掉水槽内的水，擦干水槽。将口含嘴、雾化罐、螺纹管浸泡于消毒液内1小时，再洗净晾干备用；洗手，记录。

（4）注意事项

1）护士熟悉雾化器性能，水槽内应保持足够的水量（虽有缺水保护装置，但不可在缺水状态下长时间开机），水温不宜超过 50℃。

2）水槽底部的晶体换能器和雾化罐底部的透声膜薄而质脆，易破碎，在操作及清洗过程中，动作要轻，防止损坏。

3）观察患者痰液排出是否困难，若因黏稠的分泌物经湿化后膨胀致痰液不易咳出时，应予以拍背以协助痰排出，必要时吸痰。

（5）健康教育

1）向患者介绍超声雾化吸入器的作用原理并教会其正确的使用方法。

2）教给患者深呼吸的方法及用深呼吸配合雾化的方法。

2. 氧气雾化吸入法

（1）目的：同超声雾化吸入法。

（2）用物

1）雾化吸入器，氧气吸入装置 1 套（不用湿化瓶）或压缩空气机 1 套。

2）医嘱用药物。

（3）操作流程

1）检查氧气雾化吸入器，按医嘱将药液稀释，注入雾化器的药杯内。

2）将用物携至床旁，核对，向患者解释，以取得合作。

3）嘱患者漱口以清洁口腔，取舒适体位，将雾化器管道的末端连接在氧气吸入装置上，取下湿化瓶，调节氧流量达 6～8L/min，即可使用。

4）患者手持雾化器，口含吸嘴，紧闭口唇，吸气时以手指按住出气口，同时深吸气，使药液充分到达支气管和肺内，吸气后屏气 1～2 秒效果更佳，呼气时经鼻，同时松开出气口，以防药液丢失。如患者感到疲劳，可放松手指，休息片刻再进行吸入，直到药液喷完为止，一般15～20分钟即可将药液雾化完毕。

5）吸毕，取下雾化器，关闭氧气开关，清理用物，将雾化器按规定消毒处理，备用。

6）在氧气雾化吸入过程中，注意严禁接触烟火及易燃易爆品。

（4）注意事项

1）正确使用供氧装置。

2）观察及协助排痰。

3）使用雾化器时，应取下湿化瓶。防止湿化瓶老化，注意使用安全。

笔记栏

（周艳玉　张黎黎）

见习十一（4）　药物过敏试验与过敏反应的处理

【见习要求】

1. 了解药物过敏的原理。

2. 掌握药物过敏试验的操作技术及皮试液的配制法。

3. 掌握局部给药的分类及方法。

【见习时数】　1学时。

【见习准备】

1. 患者（不宜空腹）每组1人。

2. 用物准备

（1）治疗盘内盛无菌注射器和针头，无菌持物钳，无菌棉签，弯盘，皮肤消毒剂，无菌纱布，砂轮，无菌生理盐水，无菌巾包，启瓶器。

（2）抢救用物：0.1%盐酸肾上腺素，地塞米松，5ml注射器1个，砂轮1个，无菌纱布1块，检查氧气、吸引装置。

【见习过程】

1. 简述药物过敏的原理。

2. 叙述青霉素皮试液的配制，皮内注射的操作要点，皮试结果，评价标准及过敏反应的急救措施。

3. 老师示范操作。

4. 结合患者具体情况，老师以提问方式总结。

【知识精要】　药物过敏反应是临床常见的异常免疫反应，为防止过敏反应的发生，在使用致敏性高的药物前，应做药物过敏试验。

1. 过敏反应的基本原理

（1）基本原理：是抗原抗体的相互作用。药物作为一种抗原，进入机体后，刺激个体产生特异性抗体，使淋巴细胞致敏，当再次应用同类药物时，抗原抗体在致敏淋巴细胞上作用，引起过敏反应。

（2）临床表现：青霉素过敏反应临床上各种表现均可见，但以皮肤过敏和血清样反应多见，属Ⅰ型变态反应的过敏性休克虽少见，但发生迅速，可因抢救不及时而死于严重的呼吸困难和循环衰竭。

2. 青霉素过敏试验法

（1）评估患者，询问过敏史。

（2）皮内试验液的配制：皮内试验药液为每毫升含200～500U 的青霉素等渗盐水，以 0.1ml（含 20～50U）为注入标准。具体配制如下：

1）取青霉素一瓶（80 万 U），注入等渗盐水 4ml 则青霉素含量为 20 万 U/ml。

2）抽 0.1ml 上液加生理盐水至 1ml，则青霉素含量为 2 万 U/ml。

3）抽 0.1ml 上液加生理盐水至 1ml，则青霉素含量为 2000U/ml。

4）抽 0.1ml 或 0.25ml 上液加生理盐水至 1ml，则青霉素含量为 200U 或 500U/ml。

5）每次配制时，均需将溶液混匀。

（3）试验方法：取青霉素皮试液 0.1ml（含 20～50U）作皮内注射，20 分钟后观察试验结果。

（4）结果判断

1）阴性：皮丘无改变，周围不红肿，无自觉症状。

2）阳性：局部皮丘隆起，并出现红晕硬块，直径大于 1cm，或红晕周围有伪足，痒感，严重时可出现过敏性休克。

3. 注意事项

（1）试验前详细询问患者的用药史、过敏史和家族史。

（2）凡首次用药，停药 3 天后再用者，以及更换药物批号，均须做过敏试验。

（3）皮内注射试验液必须新鲜配制，皮试液浓度与注射剂量要准确；溶媒、注射器及针头应固定使用。

（4）青霉素过敏试验或注射前均应做好急救的准备

工作（备好急救药品和用物等）。

（5）严密观察患者，首次注射后须观察 30 分钟以防迟缓反应的发生。倾听患者主诉，注意局部和全身反应。

（6）试验结果阳性者禁止使用青霉素，同时报告医生，在医嘱单、三测单、一览表、病历床头卡等醒目地注明青霉素过敏试验阳性，并告知患者及其家属。

4. 过敏性休克的急救措施

（1）就地抢救：立即停药，使患者平卧并报告医生，注意保暖。

（2）首选肾上腺素：立即皮下注射 0.1% 盐酸肾上腺素 0.5～1ml，患儿酌减，如症状不缓解，可每隔半小时皮下或静脉注射 0.5ml，直至脱离险期，此药是抢救过敏性休克的首选药物，它具有收缩血管、增加外周阻力、兴奋心肌、增加心输量及松弛支气管平滑肌的作用。

（3）纠正缺氧改善呼吸，给予氧气吸入，当呼吸受抑制时，应立即进行口对口呼吸，并肌内注射尼可剎米或洛贝林等呼吸兴奋剂。喉头水肿影响呼吸时，应立即准备气管插管或配合施行气管切开术。

（4）抗过敏抗休克，根据医嘱立即给地塞米松 5～10mg 静脉注射或用氢化可的松 200mg 加 5% 或 10% 葡萄糖液 500ml 静脉滴注，根据病情给予升压药物，如多巴胺、间羟胺等。患者心搏骤停，立即行胸外心脏按压。

（5）按医嘱应用纠正酸中毒和抗组织胺类药物。

（6）密切观察详细记录：密切观察患者体温、脉搏、呼吸、血压、尿量及其他临床变化并详细记录。患者未脱离危险不宜搬动。

【复习思考题】

1. 青霉素皮试结果如何判断？

2. 叙述青霉素过敏性休克的临床表现及抢救措施。

（周艳玉　张黎黎）

见习十二　静脉输液、输血

见习十二（1）　静脉输液

【见习要求】

1. 通过见习将所学到的知识与临床有机地结合。

2. 熟悉静脉输液在临床工作中的应用。

3. 掌握静脉输液操作程序，学会与患者进行有效的沟通。

【见习时数】　4学时。

【见习准备】

1. 示范患者：1人/组。

2. 学生准备工作衣、帽子、口罩、手表、笔、笔记本。

3. 根据见习科室的具体情况进行分组。

【见习过程】

1. 带教老师提出见习要求，说明见习方法以及注意的事项。

2. 带教老师向学生演示静脉输液的操作方法，如有可能在带教老师指导下进行实习静脉输液法。

3. 结合本次见习内容，老师以提问的方式进行小结。

【知识精要】　静脉输液是利用大气压和液体静压形成的输液系统内压高于人体静脉压的原理将液体输入静脉内的治疗方法。是临床上用于纠正人体的水、电解质及酸碱平衡失调、恢复内环境稳定状态的基本措施。

1. 静脉输液的目的

（1）增加循环血量，改善微循环，维持血压及微循环灌注量。常用于治疗严重烧伤、大出血、休克等患者。

（2）补充水分及电解质，预防和纠正水、电解质及酸碱平衡紊乱。常用于各种原因引起的脱水、酸碱平衡失调患者，如腹泻、剧烈呕吐、禁食、大手术后的患者。

（3）输入药物，治疗疾病。如输入抗生素控制感染；输入解毒药物达到解毒作用；输入脱水剂降低颅内压等。

（4）供给营养物质，促进组织修复，增加体重，维持正氮平衡。常用于慢性消耗性疾病、胃肠道吸收障碍及不能经口进食（如昏迷、口腔疾病）的患者。

2. 用物

（1）治疗车上层：注射盘、弯盘、液体及药物（按医嘱准备）、加药用注射器、输液器、无菌纱布、治疗巾、胶布（或输液敷贴）、网袋（密闭式用）、砂轮、开瓶器、止血带、剪刀、垫枕、输液卡、手消毒液。留置针输液法需另备静脉留置针一套、封管液。

（2）治疗车下层：锐器盒、生活垃圾桶、医用垃圾桶。

（3）其他：输液架，必要时备小夹板、棉垫及绷带、输液泵。

3. 操作方法

（1）按照输入的液体是否与大气相通，可以将静脉输液法划分为密闭式静脉输液法和开放式静脉输液法；按照进入血管通道器材所达到的位置，又可将静脉输液法划分为周围静脉输液法和中心静脉输液法。

（2）密闭式静脉输液法是将无菌输液器插入原装密闭输液瓶（或袋）中进行输液的方法，因操作简便、污染机会少，故目前广泛应用于临床上。

（3）开放式静脉输液法是将溶液倒入开放式输液器吊瓶内进行输液的方法。此方法的优点是能灵活变换输液的种类及数量，并可随时添加药物。危重患者及手术患者、小儿常用此法，但容易污染，故目前临床上较少应用。

（4）静脉留置针由针头部和肝素帽两部分组成。适用于长期静脉输液，年老、衰竭、血管穿刺困难者，可保护静脉，减少因反复穿刺而造成血管损伤和患者的痛苦，保持静脉通道通畅，利于抢救和治疗。

4. 操作流程

（1）操作前准备

1）评估患者（年龄、病情、意识、营养、心理及配合程度；穿刺部位的皮肤、血管状况及肢体活动度）并解释（目的、方法、注意事项及配合要点）。

2）患者准备（了解静脉输液目的、方法、注意事项及配合要点；输液前排尿或排便，取舒适卧位）。

3）护士准备（衣帽整洁，修剪指甲，洗手，戴口罩）。

4）用物准备（同上）。

5）环境准备（整洁、安静、舒适、安全）。

（2）操作步骤：①检查并核对药物；②填写、粘贴输液贴；③加药；④插输液器；⑤核对患者；⑥排气；⑦选择穿刺部位；⑧消毒皮肤；⑨二次核对；⑩静脉穿刺；⑪固定；⑫调节滴速；⑬再次核对；⑭操作后处理。

静脉留置针输液法的操作步骤①～⑥相同；⑦连接留置针与输液器；⑧排气；⑨选择穿刺部位；⑩消毒皮肤；⑪二次核对；⑫静脉穿刺；⑬（U 型高举平台法）固定；⑭调节滴速；⑮再次核对；⑯操作后处理；⑰（脉冲式正压）封管；⑱再次输液的处理；⑲输液完毕后的处理。

5. 静脉输液的注意事项

（1）严格执行无菌操作及查对制度，预防感染及差错事故的发生。

（2）根据病情需要合理安排输液顺序，并根据治疗原则，按急、缓及药物半衰期等情况合理分配药物。

（3）对需要长期输液的患者，要注意保护和合理使用静脉，一般从远端小静脉开始穿刺（抢救时可例外）。

（4）输液前要排尽输液管及针头内的空气，药液滴尽前要及时更换输液瓶或拔针，严防造成空气栓塞。

（5）注意药物的配伍禁忌，对于刺激性或特殊药物，应在确认针头已刺入静脉内再输入。

（6）严格掌握输液的速度。对有心、肺、肾疾病的患者，老年患者，婴幼儿以及输注高渗、含钾或升压药液的患者，要适当减慢输液速度；对严重脱水，心肺功能良好者可适当加快输液速度（滴速：一般成人 60～80 滴/分钟，儿童 30～40 滴/分钟）。

（7）输液过程中要加强巡视，注意观察下列情况：滴入是否通畅，针头或输液管有无渗液，针头有无脱出、阻塞或移位，输液管有无扭曲、受压；有无溶液外溢；注射局部有无肿胀或疼痛；患者有无输液反应。

（8）若采用静脉留置针输液法，要严格掌握留置时间。一般静脉留置针可以保留 3～5 天，最好不要超过 7 天。

6. 输液泵使用的适应证

（1）适用于静脉高营养。

（2）输入化疗药品、各类抗生素及对心血管有特殊作用的药物等。

（3）用于重症监护患者，尤其是小儿监护患者。

7. 静脉输液常见故障及处理方法

（1）溶液不滴

1）针头滑出血管外：液体注入了皮下组织，可见局部肿胀并疼痛。处理：将针头拔出，重新选择血管穿刺。

2）针头斜面紧贴血管壁：妨碍液体顺利滴入血管。处理：合理调整针头位置或适当变换肢体位置，直到点滴通畅为止。

3）针头阻塞：挤压有阻力，松手无回血。处理：更换针头，重新选择静脉穿刺。

4）压力过低：由于输液瓶位置过低或患者肢体抬举过高或患者周围循环不良导致。处理：适当抬高输液瓶或放低肢体位置。

5）静脉痉挛：由于穿刺肢体暴露在冷的环境中时间过长或输入的液体温度过低所致。处理：局部进行热敷、按摩等以缓解痉挛。

（2）茂菲滴管内液面过高：从输液架上取下输液瓶，倾斜液面，使插入瓶内的针头露于液面上，待溶液缓缓流下，直至滴管露出液面，再将输液瓶挂于输液架上，继续进行滴注；先夹紧滴管上端的输液管，然后打开滴管侧壁的调节孔，待滴管内液体降至露出液面，见到点滴时，再关闭调节孔，松开滴管上端的输液管即可。

（3）茂菲滴管内液面过低：折叠夹紧滴管下端输液管，同时挤压塑料滴管，迫使输液瓶内的液体流入滴管，直至液面升高至滴管 1/2～2/3 处时，停止挤压，松开滴管下端的输液管即可；先夹紧滴管下端的输液管，然后打开滴管侧壁的调节孔，待滴管内液面升高至滴管 1/2～2/3 处时，再关闭调节孔，松开滴管下端的输液管即可。

（4）输液过程中，茂菲滴管内液面自行下降：检查滴管上端输液管与滴管的衔接是否松动、滴管有无漏气或裂隙，必要时更换输液器。

8. 颈外静脉穿刺插管输液法

（1）穿刺部位：取下颌角和锁骨上缘中点连线之上 1/3 处为穿刺点。

（2）适用于：①长期输液，而周围静脉不易穿刺者；②周围循环衰竭而需测量中心静脉压者；③长期静脉内滴注高浓度、刺激性强的药物或行静脉内高营养治疗的患者。

（3）用物：注射盘内另加 1%普鲁卡因注射液，无菌手套，宽胶布（2cm×3cm），火柴，75%乙醇溶液，生理盐水，弯盘。无菌穿刺包内有刺针 2 只，硅胶管 1 根，8～9 号平针头 2 个，5ml 与 10ml 注射器各 1 个，7 号针头 2 个，尖头刀片、镊子、无菌纱布、无菌洞巾 2 块。其他用物与周围静脉输液同。

（4）操作方法：①备好输液器，挂瓶于输液架上，排尽空气，向患者说明目的，取得合作；②协助患者去枕平卧，头偏向对侧，尽量使头后仰，必要时肩下垫小枕，使颈部伸展平直，便于穿刺；③操作者站在患者头端，选穿刺点，即在下颌和锁骨上缘中点连线之上 1/3 处，颈外静脉外缘进针；④按常规消毒局部皮肤，打开穿刺包，戴无菌手套；⑤助手以手指按压颈静脉三角处，使颈外静脉充盈；⑥用 1%普鲁卡因在预定穿刺点旁 2mm 处行局部麻醉，然后用刀片尖部在穿刺点上刺破皮肤做引导，以减少进针时皮肤阻力；⑦操作者手持穿刺针呈 45°角沿颈外静脉方向穿刺，见回血即用左手拇指按住针栓孔，右手持连接 10ml 注射器的硅胶管快速从针栓孔插入 10～11cm，见硅胶管有回血即退出穿刺针，接上输液器，取宽胶布经烘烤后在距穿刺点 0.5cm 处固定硅胶管，再次消毒穿刺部位后覆盖无菌纱布，或用无菌膜敷贴固定；⑧输液完毕，用稀释的肝素溶液（即每毫升生理盐水含肝素 10～20U）2～5ml 注入硅胶管内，取无菌肝素帽与针栓部旋紧；⑨每天用皮肤消毒液消毒穿刺点皮肤，并更换敷料，如需再次输液，常用皮肤消毒液消毒肝素帽，接上输液器即可；⑩停止输液时，拔管动作应轻柔，避免折断硅胶管，对长期置管者应接注射器边吸边拔，拔管后在穿刺点加压数分钟，防止空气进入静脉，消毒穿刺点皮肤，覆盖无菌敷料，整理用物。

（5）注意事项：基本同锁骨下静脉穿刺插管输液法

9. 锁骨下静脉穿刺插管输液法

（1）穿刺部位：取锁骨的中 1/3 段与外 1/3 段的交界点下方为穿刺点，一般多选用右侧。

（2）适用于

1）长期不能进食或丢失大量液体，需补充大量高热量、高营养液体及电解质的患者（全胃肠道营养）。

2）各种原因所致的大出血，需迅速输入大量液体，以纠正血容量不足或提升血压的患者。

3）需较长时间接受化疗的患者（输入刺激性较强的抗癌药物）。

4）需测定中心静脉压或需要紧急放置心内起搏导管的患者。

5）外周静脉穿刺困难，需要建立静脉通路的患者。

（3）用物：注射盘内另加 0.4%枸橼酸钠生理盐水，1%普鲁卡因，1%甲紫、宽胶布，无菌手套，弯盘。无菌穿刺包内有：穿刺针 2 个，硅胶管 2 根，射管水枪，5ml 注射器，8～9 号平针头 2 个，镊子，无菌纱布，无菌洞巾 2 块，结扎线。其他用物与周围静脉输液相同。

（4）操作方法：同颈外静脉穿刺插管输液法。

（5）注意事项

1）操作前要先叩诊患者两侧背部肺下界，并听诊两侧呼吸音，以便在术后不适时作为对照。

2）严格执行无菌技术操作及查对制度，预防感染及差错事故的发生。

3）准确选择穿刺点，铺孔巾前将穿刺点及穿刺方向做好标记，操作时掌握好进针方向，避免因过度向外偏移而刺破胸膜造成气胸。

4）在射管时推注水枪应快速，使水枪内压力猛增，方可将硅管射出。如果缓慢推注虽水枪内液体注完，但不易射出硅管。

5）射管时应压住水枪的圆孔及硅管末端，避免将硅管全部射入体内。

6）退针时，切勿来回转动针头。穿刺针未退出血管，不能放松圆孔处的手指，以防止硅管吸入。

7）硅管内如见回血，须及时用 0.4%枸橼酸钠生理盐水冲注，以免硅管被血凝块堵塞。

8）每天输液前要先检查导管是否在静脉内。

9）每天暂停输液时，用 0.4%枸橼酸钠生理盐水或肝素稀释液 5～10ml 脉冲式正压封管。若发现硅胶管内有凝血，应用注射器将凝血块抽出，切忌将凝血块推入血管造成栓塞。

10）如输注不畅，可用急速负压抽吸，不能用力推注液体，以防将管内的凝血块冲入血管形成栓子。

11）穿刺点上的敷料应每日更换，潮湿后要立即更换，并按正确的方法进行消毒；注意观察局部的皮肤有无红肿，一旦出现红、肿、热、痛等炎症表现，应做相应的抗炎处理。

10. 经外周中心静脉置管（PICC）输液法

（1）穿刺部位：常在肘部以贵要静脉、肘正中静脉和头静脉为序选择静脉，首选右侧。

（2）适用于

1）需要给予化疗药物等刺激性溶液的患者。

2）需要给予静脉营养液等高渗溶液的患者。

3）需要中长期静脉输液治疗的患者。

4）外周静脉条件差且需用药的患者。

（3）用物：PICC 穿刺套件、PICC 穿刺包、注射盘、无菌手套 2 副、0.9%氯化钠溶液 500ml、20ml 注射器 2 个、10cm×12cm 透明敷贴、皮肤消毒液（2%碘酊+75%乙醇溶液）、抗过敏无菌胶布、皮尺、止血带，视需要准备：2%利多卡因、1ml 注射器、弹力或自粘绷带。

（4）操作方法：①核对确认置管医嘱，查看相关化验报告；②确认已签署置管知情同意书；③取舒适体位，测量置管侧的臂围和预置管长度，手臂外展与躯干成 45°～90°，对患者需要配合的动作进行指导；④以穿刺点为中心消毒皮肤，直径≥20cm，铺巾、建立最大化无菌屏障；⑤用生理盐水预冲导管，检查导管完整性；⑥在穿刺点上方扎止血带，按需要进行穿刺点局部浸润麻醉，实施静脉穿刺，见回血后降低角度进针少许，固定针芯，送入外套管，退出针芯，将导管均匀缓慢送入至预测量的刻度；⑦抽回血，确认导管位于静脉内，冲封管后应选择透明或纱布类无菌敷料固定导管，敷料外应注明日期、操作者签名；⑧通过 X 线片确定导管尖端位置；⑨应记录穿刺静脉、穿刺时间、导管刻度、导管尖端位置等，测量双侧上臂臂围并与置管前对照。

（5）注意事项

1）接受乳房根治术或腋下淋巴结清扫的术侧肢体、锁骨下淋巴结肿大或有肿块侧、安装起搏器侧不宜进行同侧置管，患有上腔静脉压迫综合征的患者不宜进行上肢置管。

2）宜选择肘部或上臂静脉作为穿刺部位，避开肘窝、感染及有损伤的部位；新生儿还可选择下肢静脉、头部静脉和颈部静脉。

3）有血栓史、血管手术史的静脉不应进行置管；放疗部位不宜进行置管。

4）送管时速度不宜过快，如有阻力，不能强行置入，可将导管退出少许再行置入。

5）勿将导管放置或滞留在右心房或右心室内。

6）置管后应密切观察穿刺局部有无红、肿、热、痛等症状，如出现异常，应及时测量臂围并与置管前臂围相比较。观察肿胀情况，必要时行 B 超检查。

7）置管后应指导患者：进行适当的功能锻炼，如松握拳、屈伸等动作；勿提重物；应尽量避免物品及躯体压迫置管侧肢体。

8）冲封管时需使用脉冲式。禁止使用小于 10ml 的注射器，勿用暴力，以免压强过大导致导管破裂。

9）疑似导管移位时，应再行 X 线检查，以确定导管尖端所处位置，禁止将导管体外部分移入体内。

11. 常见输液反应及防治方法

（1）发热反应

1）原因：因输入致热物质（致热原、死菌、游离的菌体蛋白或药物成分不纯）引起。多由于用物清洁灭菌不彻底，输入的溶液或药物不纯、消毒保存不良，输液器消毒不严或被污染，输液过程中未能严格执行无菌操作等所致。

2）临床表现：患者表现发冷、寒战、发热。轻者体温在 38℃左右，停止输液后数小时可自行恢复正常，严重者体温可达 40℃以上，并伴有恶心、呕吐、头痛、脉速、周身不适等症状。

3）防治方法：①输液前认真检查药液的质量，输液用具的包装及灭菌日期，有效期，严格无菌技术操作。②发热反应轻者可减慢输液速度或停止输液，及时通知医生并注意继续观察；重者须立即停止输液，注意体温的变化，并保留剩余溶液和输液器，必要时送检验科做细菌培养，以查找发热反应的原因；对高热患者，应给予物理降温，严密观察生命体征的变化，必要时遵医嘱给予抗过敏药物或激素治疗。

（2）心力衰竭、急性肺水肿

1）原因：由于输液速度过快，短时间内输入过多液体，使循环血容量急剧增加，心脏负荷过重引起；患者原有心肺功能不良，尤多见于急性左心功能不全者。

2）临床表现：患者突然感到呼吸困难、胸闷、气短、咳嗽、咯粉红色泡沫样痰，严重时痰液可由口鼻涌出；听诊肺部布满湿啰音，心率快且节律不齐。

3）防治方法：①输液过程中，密切观察患者情况，注意控制输液的速度和量。对心脏病患者、老年人和儿童更需慎重。②当出现上述症状时，立即停止输液并通知医生，如病情允许可让患者取端坐位，双腿下垂，以减少下肢静脉回流，减轻心脏负荷。③按医嘱给予镇静、平喘、强心、利尿和扩血管药物。④给予高流量氧气吸入，湿化瓶内加入 20%～30%的乙醇溶液，以降低肺泡内泡沫表面的张力，使泡沫破裂消散，改善气体交换，减轻缺氧症状。⑤必要时进行四肢轮扎。用止血带或血压计袖带（须每隔 5～10 分钟轮流放松一个肢体上的止血带）适当加压四肢以阻断静脉血流，使动脉血仍可通过。待症状缓解后，逐渐解除止血带。

（3）静脉炎

1）原因：由于长期输注高浓度、刺激性较强的药液，或静脉内放置刺激性较强的塑料导管时间过长，引起局部静脉壁发生化学炎性反应；也可因输液过程中未能严格执行无菌操作，引起局部静脉感染。

2）临床表现：沿静脉走向出现条索状红线，局部组织发红、肿胀、灼热、疼痛，有时伴有畏寒、发热等全身症状。

3）防治方法：以避免感染，减少对血管壁的刺激为原则：①严格执行无菌技术操作，对血管壁有刺激性的药物如红霉素、氢化可的松等，应充分稀释后再应用，点滴速度应慢，防止药物漏出血管外。同时，要有计划地经常更换输液部位，以保护静脉。②停止在此部位静脉输液，抬高患肢并制动，局部用95%乙醇或50%硫酸镁溶液进行湿敷（早期冷敷，晚期热敷），每日2次，每次20分钟。③用中药外敷，如将如意金黄散加醋调成糊状，局部外敷，每日2次，每次30分钟。④超短波理疗，每日1次，每次15～20分钟。

（4）空气栓塞

1）原因：输液导管内空气未排尽；导管连接不紧，有漏气；拔出较粗的、近胸腔的深静脉导管后，穿刺点封闭不严密；加压输液、输血时无人在旁看守；液体输完未及时更换药液或拔针，均有发生空气栓塞的危险。

2）临床表现：患者感觉胸部异常不适或有胸骨后疼痛，濒死感，随即出现呼吸困难和严重发绀，听诊心前区可闻及响亮的、持续的"水泡声"，心电图呈现心肌缺血和急性肺心病的改变。

3）防治方法：①输液前认真检查输液器的质量，排尽输液导管内的空气；输液过程中加强巡视，及时换瓶或拔针；加压输液时应安排专人在旁守护；拔出较粗的、近胸腔的深静脉导管后，必须立即严密封闭穿刺点。②若出现上述临床表现，应立即将患者置于左侧卧位，并保持头低足高位。③给予高流量氧气吸入。④有条件

时可使用中心静脉导管抽出空气。⑤严密观察患者病情
变化，如有异常及时对症处理。

笔记栏

（颜华艳）

见习十二（2） 静 脉 输 血

【见习要求】

1. 通过见习将所学的知识与临床有机地结合。

2. 熟悉静脉输血在临床工作中的应用。

【见习时数】 4 学时。

【见习准备】

1. 示范患者：1 人/组。

2. 学生准备白大褂、帽子、口罩、手表、笔、笔
记本。

3. 根据见习科室情况进行分组。

【见习过程】

1. 带教老师提出见习要求，说明见习方法以及注意
的事项。

2. 带教老师向学生演示静脉输血的操作方法，根据
科室情况见习静脉输血法。

3. 结合本次见习内容，老师以提问的方式进行小结。

【知识精要】　静脉输液和输血是临床上用于纠正人体的水、电解质及酸碱平衡失调、恢复内环境稳定并维持机体正常生理功能的重要治疗措施。

1. 静脉输血　将血液通过静脉输入人体内的方法。

2. 目的

（1）补充血容量，增加心排出量，提升血压，促进血液循环。

（2）增加血红蛋白，促进携氧功能，纠正贫血。

（3）输入抗体补体，增加机体抵抗力。

（4）增加白蛋白，维持胶体渗透压，减少组织渗出和水肿。

（5）供给血小板和各种凝血因子。

（6）排除有害物质。

3. 血液制品的种类

（1）全血：指采集的血液未经任何加工而全部保存于保存液中待用的血液。包括：①新鲜血；②库存血。

（2）成分血：根据血液比重不同，将血液的各种成分加以分离提纯，根据病情需要输注有关的成分。

1）血浆：是全血经分离后所得的液体部分。主要成分为血浆蛋白，不含血细胞，无凝集原。常用的几种有：①普通血浆：分新鲜血浆和保存血浆；②冰冻血浆：普通血浆放在-30℃低温下保存，有效期1年，应用时放在37℃温水中融化；③干燥血浆：冰冻血浆放在真空装置下加以干燥而成，保存期限为5年，用时可加适量等渗盐水或0.1%枸橼酸钠溶液溶解。

2）红细胞。

3）白细胞浓缩悬液。

4）血小板浓缩悬液。

5）各种凝血制剂。

（3）其他血液制品：白蛋白制剂、纤维蛋白原、抗血友病球蛋白浓缩剂。

4. 输血前血液准备

（1）备血：根据医嘱抽取血标本和已填写的输血申请单、血型交叉配合检验单一并送交血库，作血型鉴定和交叉配血实验。

（2）凭提血单取血，应与血库人员共同认真做好"三查""八对"。"三查"即查血的有效期、血的质量和血液包装是否完好；"八对"即查对患者床号、姓名、住院号、血瓶（袋）号、供血者及受血者血型、交叉配血试验结果、血液种类和血量。查对准确无误后方可签字取回使用。

（3）血液从血库取出后勿剧烈震荡，另外，库存血不能加温，防止血红蛋白凝固变性而引起反应。应在室温下放置 15～20 分钟后再输入。

（4）取血回病区，应经另一医务人员按上述要求再次核对无误后方可输用。

（5）知情同意：输血前，应先取得患者的理解并征求患者的同意，签署知情同意书。

5. 输血方法

（1）直接输血法：将供血者的血液抽出后，立即输给患者的方法。适用于无库存血而患者又急需输血时以及对婴幼儿的少量输血时。

（2）间接输血法：将抽出的血液，按静脉输液法输给患者，分为密闭式和开放式。

6. 操作流程

（1）操作前准备

1）评估患者并解释

A. 评估：患者的病情、治疗情况；血型、输血史及过敏史；心理状态。

B. 解释：向患者及家属解释输血的目的、方法、注意事项及配合要点。

2）患者准备

A. 了解输血的目的、方法、注意事项和配合要点。

B. 采血标本以定血型和做交叉配血试验。

C. 签写知情同意书。

D. 排空大小便，取舒适卧位。

3）护士准备　衣帽整洁、修剪指甲、洗手、戴口罩。

4）用物准备

A. 间接静脉输血法：同密闭式输液法，仅将一次性输液器换为一次性输血器（滴管内有滤网，可去除大的细胞碎屑和纤维蛋白等微粒，而血细胞、血浆等均能通过滤网；静脉穿刺针头为 9 号针头）。

B. 直接静脉输血法：同静脉注射，另备 50ml 注射器及针头数个（根据输血量多少而定）、3.8%枸橼酸钠溶液、血压计袖带。

C. 生理盐水、血液制品（根据医嘱准备）、一次性手套。

5）环境准备：整洁、安静、舒适、安全。

（2）步骤

1）直接输血法

A. 准备卧位：请供血者和患者分别卧于相邻的两张床上，露出各自供血或受血的一侧肢体。

B. 查对：认真核对供血者和患者的姓名、血型及交叉配血结果。

C. 抽取抗凝剂：用备好的注射器抽取一定量的抗凝剂。

D. 抽、输血液：①将血压计袖带缠于供血者上臂并充气；②选择穿刺静脉，常规消毒皮肤；③用加入抗凝剂的注射器抽取供血者的血液，然后立即行静脉注射将抽出的血液输给患者。

E. 输血完毕后的处理：①输血完毕，拔出针头，用无菌纱布块按压穿刺点至无出血；②协助患者适当活动穿刺肢体，并协助取舒适卧位；③整理床单位，清理用物；④洗手，做好记录。

2）间接输血法

A. 再次检查核对：将用物携至患者床旁，与另一位护士一起再次核对和检查。

B. 建立静脉通道：按静脉输液法建立静脉通道，输入少量生理盐水。

C. 摇匀血液：以手腕旋转动作将血袋内的血液轻轻摇匀。

D. 连接血袋进行输血：戴手套，打开储血袋封口，常规消毒或用安尔碘消毒开口处塑料管，将输血器针头从生理盐水瓶上拔下，插入输血器的输血接口，缓慢将储血袋倒挂于输液架上。

E. 操作后查对：核对患者的床号、姓名、住院号、血袋（瓶）号（储血号）、血型、交叉配血试验的结果、血液的种类、血量。

F. 控制和调节滴速：开始输入时速度宜慢，观察 15 分钟左右，如无不良反应后再根据病情、年龄及输注血制品的成分调节滴速。

G. 操作后处理：①安置卧位：撤去治疗巾，取出止血带和小垫枕，整理床单位，协助患者取舒适卧位；②将呼叫器放于患者易取处；③整理用物，洗手；④记录。

H. 续血时的处理：如果需要输入 2 袋以上的血液时，应在上一袋血液即将滴尽时，常规消毒或用安尔碘消毒生理盐水瓶塞，然后将针头从储血袋中拔出，插入生理盐水瓶中，输入少量生理盐水，然后再按与第一袋血相同的方法连接血袋继续输血。

I. 输血完毕后的处理：①用上述方法继续滴入生理盐水，直到将输血器内的血液全部输入体内再拔针，局部按压 1～2 分钟（至无出血为止）。②协助患者适当活动穿刺肢体，并协助取舒适卧位。③整理床单位，清理用物。④输血袋及输血器的处理：输血完毕后，用剪刀将输血器针头剪下放入锐器收集盒中；将输血管道放入医用垃圾桶中；将输血袋送至输血科低温保存 24 小时。⑤洗手，记录。

7. 注意事项

（1）输血时护士应有高度的责任心，严格执行查对制度，严格无菌技术操作。

（2）血液从血库取出后应在半小时内输给患者，不宜久置，200～300ml 血液应在 4 小时内输完。

（3）库存血不能给以加温。

（4）血液中不能加入钙剂、酸性或碱性药品、葡萄糖等任何药物或高渗、低渗溶液。

（5）凡输 2 个或 2 个以上不同供血者的血液时，两者不能直接混合输入，其中间应输入少量生理盐水。

（6）掌握输血速度，开始滴速宜慢，每分钟 15 滴，观察 15 分钟后若患者无不良反应，再根据病情、年龄及输注血制品的成分调节滴速，一般成人 40～60 滴/分，儿童 15～20 滴/分，大量失血患者速度稍快，心衰患者、严重贫血，年老体弱速度宜慢，并注意观察病情变化。

（7）输血过程中及输血后加强巡视，应观察有无输血反应，如发生反应，须立即停止输血，报告医生，并保留余血以备检查查找原因。

（8）空血袋送血库低温保持24小时。

8. 输血反应及处理

（1）溶血反应：为输血中最严重的一种反应。

1）原因：①输入异型血；②输入变质血：输血前红细胞已变质溶解；③血中加入高渗或低渗溶液或能影响血液变化的药物，致使红细胞大量破坏所致。

2）症状：①第一阶段：由于红细胞凝集成团，阻塞部分小血管，可引起四肢麻木、头胀痛、胸闷、腰背剧痛、恶心呕吐等症状；②第二阶段：由于凝集的红细胞发生溶解，大量血红蛋白散布到血浆中，可出现黄疸和血红蛋白尿，同时伴有寒战、发热、呼吸困难和血压下降等症状；③第三阶段：由于大量血红蛋白从血浆中进入肾小管，遇酸性物质形成结晶体，致使肾小管阻塞，患者出现急性肾衰竭症状，严重者可导致死亡。

3）预防及处理：①认真做好血型鉴定和交叉配血试验及输血前的核对工作，杜绝差错；严格执行血液保存规则，不可使用变质血液。②停止输血，给予氧气吸入，并通知医生。③将剩余血、患者血标本和尿标本送实验室进行检验。④出现休克症状时静脉输入低分子右旋糖酐或706代血浆，应用地塞米松或氢化可的松，血压下降者静滴多巴胺或间羟胺。⑤碱化尿液：静脉注射碳酸氢钠，防止血红蛋白结晶阻塞肾小管。⑥为解除肾血管痉挛：可行双侧腰部封闭或肾区热敷，保护肾脏，准确记录每小时尿量，测定尿血红蛋白，注意观察尿液颜色。⑦密切观察生命体征，尤其血压、尿量并做好记录，一旦出现尿少、尿闭者，按急性肾衰竭处理。⑧心理护理：安慰患者，消除其紧张、恐惧心理。

（2）发热反应：是输血中最常见的反应。

1）原因：①主要由致热源引起，如保养液或输血用具被致热源污染；②患者原有疾病，输血后血液循环得到改善，导致病灶毒素扩散而引起发热反应；③多次输血后，患者血液中产生白细胞和血小板抗体，这两种不完全抗体引起的免疫反应；④快速输入低温的库存血；⑤输血时没有严格遵守无菌操作原则，造成污染。

2）症状：可在输血中或输血后 1～2 小时内发生，患者有畏寒或寒战，继而发热，体温可达 38～41℃，伴有头痛、恶心呕吐、皮肤潮红等。

3）预防及处理：①除去致热原：严格清洁、消毒采血和输血用具，严格无菌技术操作。②反应轻者减慢输血速度，可使症状减轻；严重者应立即停止输血并及时通知医生。③寒战时注意保暖，给予热饮料，加被盖。④高热时给予物理降温，必要时按医嘱给予解热镇痛药如复方阿司匹林和抗过敏药，反应严重者用肾上腺皮质激素或异丙嗪，并严密观察病情。⑤将输血器、剩余血连同贮血袋一并送检。

（3）过敏反应

1）原因：①患者为过敏体质；②输入血液中含有致敏物质；③因多次输血而产生过敏性抗体，当再次输血，这种抗体和抗原相互作用发生过敏反应。

2）症状：表现轻重不一，轻者出现皮肤瘙痒，局部或全身荨麻疹。重者可出现血管神经性水肿（多见于颜面，如眼睑、口唇水肿），因喉头水肿出现呼吸困难，支气管痉挛，严重者甚至可发生过敏性休克。

3）预防及处理：①为防止过敏反应发生，可在输血前遵医嘱给予口服抗过敏药物以预防反应；②勿选用有过敏史的献血者；③献血者在采血前 4 小时内不宜吃含高蛋白质和高脂肪的食物,可饮糖水或吃少量清淡饮食,以免血中含有致敏物质;④过敏反应时,立即停止输血,根据医嘱给予皮下或静脉注射 1∶1000 肾上腺素 0.5～1ml;⑤抗过敏治疗:可选用抗过敏药物如苯海拉明、氯苯那敏(扑尔敏)、异丙嗪、氢化可的松或地塞米松等治疗,有循环衰竭时用抗休克治疗;⑥呼吸困难者给予氧气吸入,喉头水肿伴有严重呼吸困难者,可作气管切开,监测生命体征变化。

（4）细菌污染反应

1）原因:未遵守无菌技术操作规程中的任何一环节,如由于保养液和输血器具消毒不严,采血或输血全过程中有细菌污染或血液保存不当等,均可造成血液被细菌污染。

2）症状:细菌污染反应的程度,随细菌的种类、毒性、输入量和受血者机体的抵抗力不同而不同。毒性较小的细菌如输入量不多,患者可不发生反应或只发生发热反应,如输入的细菌量多、毒性大,即可突然发生寒战、高热、气促、发绀等,也可有恶心、呕吐等症状,或出现弥散性血管内凝血症状或发生中毒性休克。

3）预防及处理:①从采血到输血的过程中,各个环节都要严格遵守无菌操作原则;②血袋内血制品变色或混浊,有絮状物、较多气泡等任何可疑迹象均可认为有细菌污染可能,应废弃不用;③输血器如怀疑被污染或完整性受到破坏时,应立即更换;④用于输注全血、成分血或生物制剂的输血器宜 4 小时更换一次;⑤一旦发现,立即停止输血并通知医生,根据病情采取必要的急救措施,并尽快查找原因,以供抢救措施的参考;⑥将未输完的库血和患者的血标本送往化验室,做血培养和药敏试验;⑦严密观察患者病情变化,定时测量体温、脉搏、呼吸和血压，准确记录，以利早期发现休克先兆，应用抗休克和抗感染治疗；⑧高热者应给予物理降温；⑨留置导尿管，并准确记录出入液量。

（5）大量快速输血可能引起的并发症

1）循环负荷过重。

2）出血倾向。

3）枸橼酸钠中毒、低血钙、血钾改变。

4）酸碱失衡。

5）体温过低。

6）其他：如空气栓塞、氨中毒等也应注意防止。

【复习思考题】

1. 为保证准确无误地进行静脉输血，应在输血前做哪些准备工作？

2. 常见的输血反应和并发症有哪些？有何临床表现？如何防治？

笔记栏

（刘　静）

见习十三　标本采集

1. 掌握标本采集的原则。

2. 熟悉采集血液、分泌物、排泄物标本的目的、要求及采集时的注意事项。

3. 正确采集各种标本：痰标本、咽拭子标本、血液标本、尿标本、粪便标本。

【见习时数】　4学时。

【见习准备】

1. 示范患者1人/组。

2. 各类标本采集的用物、标本容器、检验单。

【见习过程】

1. 带教老师讲解本次见习的内容。

2. 学生分组到病房见习操作方法。

3. 老师提出问题，学生讨论。

4. 老师解答学生疑问并予以总结，介绍相关临床经验。

【知识精要】　掌握正确采集标本的方法，以及将标本及时送检、监测和保管是保证检验质量的一个重要环节，是护理人员应该掌握的基本知识和基本技能之一。

1. 标本采集的意义和原则

（1）标本采集的意义

1）协助明确疾病诊断。

2）推测病程进展。

3）协助制定治疗措施。

4）观察病情。

（2）标本采集的原则

1）遵照医嘱：采集各种标本均应按医嘱执行。

2）充分准备：包括用物准备、自身准备、患者准备。

3）严格查对：采集前认真查对医嘱，采集完毕及送检前应重复查对。

4）正确采集：掌握正确的采集方法。

5）及时送检：标本不宜放置过久，以避免标本污染或变质，从而影响检验结果。

2. 痰标本采集法 临床上常用的收集痰标本分三种：①常规痰标本；②痰培养标本；③24 小时痰标本。

（1）常规痰标本的采集

1）目的：用于细菌、虫卵或癌细胞的检查。

2）用物：蜡纸盒或清洁痰杯。

3）流程：①查对医嘱，将痰盒贴好标签、携至患者床旁；②核对患者信息，解释留痰的目的和方法，嘱患者晨起漱口后，深吸气，用力咳出气管深处的痰液吐于痰盒内，盖好痰盒；③及时送检。

4）注意事项：①如查癌细胞，可用 10%甲醛溶液或 95%乙醇溶液固定痰液后立即送检；②不可将痰液、漱口水、鼻涕等混入痰液中；③收集痰液时间宜选择清晨，此时痰液及痰内细菌较多，可提高阳性率。

（2）24 小时痰标本的采集

1）目的：检查 24 小时的痰量，观察痰液的性状，协助诊断。

2）用物：清洁的广口玻璃瓶或痰杯。

3）流程：①查对医嘱，贴好标签，标明留痰起止时间，携至患者床旁；②核对患者信息，解释留痰的目的和方法；③嘱患者将 24 小时的痰液全部吐入痰杯中，不可混入唾液、漱口水、鼻涕、呕吐物等。即从晨起（7

点）漱口后第一口痰开始留取，直至次日晨起（7 点）漱口后第一口痰作为结束；④及时将标本送检。

4）注意事项：作 24 小时痰量检查时，应嘱患者将痰吐在无色广口瓶内，需要时可加少许苯酚（石炭酸）防腐。

（3）痰培养标本的采集

1）目的：检查痰液中的致病菌。

2）用物：无菌培养容器，漱口溶液 200ml。

3）流程：①核对医嘱，将无菌培养瓶贴好标签携至患者床旁；②核对患者姓名，解释留取痰标本的目的和方法；③嘱患者晨起先用漱口液漱口，再用清水漱口，深吸一口气后，用力咳出气管深处的痰液于痰容器盒内，盖好痰容器盒；④及时送检。

3. 咽拭子标本采集法　嘱患者张口发"啊"音（必要时用压舌板压舌），用蘸无菌等渗盐水的消毒长棉签以敏捷而轻柔的动作擦拭两侧腭弓和咽、扁桃体上的分泌物。

4. 血液标本采集法　血液标本包括：①全血标本；②血清标本；③血培养标本。临床上最常用静脉血标本。血液标本采集的血量视检验目的而定，各医院检验方法不同，其血量也各异。

（1）目的：①全血标本主要用于血常规、血沉、凝血机制的检测等；②血清标本用于测定血清酶、脂类、电解质和肝功能等；③血培养标本用于血液的细菌学检查。

（2）用物：注射盘、一次性注射器（规格视采血量而定）或双向采血针、干燥试管、抗凝试管或真空采血管、血培养瓶、止血带、检验单或条形码（标明科室、床号、姓名、标本类型、标本采集时间）、手消毒液、棉签或无菌棉球、按需要准备酒精灯、火柴。

（3）流程

1）注射器采血法：①将容器贴好标签，检查容器；②携用物至床旁，核对患者信息（两种方法进行身份识别）、解释目的；③选择合适的静脉，扎止血带，消毒皮肤；④行静脉穿刺，取血；⑤迅速拔针、按压穿刺点，将血液注入标本容器；⑥协助患者取舒适卧位、清理用物；⑦送检。

注射器采血法注意事项：①血清标本：取下针头，将血液沿管壁缓缓注入干燥试管内，勿震荡，以防红细胞破裂而造成溶血。②全血标本：将血液如上法注入含有抗凝剂的试管内，轻轻摇动，使血液和抗凝剂混匀，防止血液凝固。③血培养标本：注入密封瓶时，瓶盖应先用2%碘酊、70%乙醇溶液消毒瓶塞，更换针头后将血液注入瓶内，轻轻摇匀。

2）双向采血针采血法：①准备工作同前；②选择静脉，扎止血带，常规消毒皮肤，嘱患者握拳，使静脉充盈；③操作者手持采血器针头进行静脉穿刺，见到回血后，将采血器另端针头刺入有刻度的真空贮血管内，血液随即流入贮血管；④采血完毕，将贮血管竖置送检。

（4）注意事项

1）作生化检验，要采空腹血应事先通知患者，因为空腹时血液中的各种生化成分，处于相对恒定状态，测得的各种数值可以比较真实地反映出机体的生化变化，有助于疾病的诊断。因此，要避免因进食而影响检验结果。

2）严格执行无菌操作制度和查对制度。

3）根据不同的检验目的准备不同的标本容器，且采血量也不同。

4）严禁在输液、输血的肢体侧抽取标本，以免混入其他物质影响检验结果。

5）同时抽取几个项目的血标本，应按：血培养瓶→抗凝瓶→干燥试管的顺序注入，动作要迅速准确。

6）血培养标本应在使用抗生素前（如已使用可在检验单上注明）、高热寒战期采集标本，一般取血 5～15ml。

5. 尿标本采集法

（1）常规尿标本的采集

1）目的：检查尿液的色泽、透明度、细胞及管型，测定尿蛋白、尿比重、尿糖定性。

2）用物：一次性清洁尿杯 1 个。

3）流程：①查对医嘱，将写好姓名的标签贴于尿杯上。②核对患者，解释留尿的目的和方法。③留尿：对于可下床活动的患者，给其尿杯，自行去厕所留取中段尿；行动不便者，可协助其使用便盆或尿壶，收集尿液；留置导尿的患者，于尿袋下方引流孔处打开塞子收集尿液。④及时送检。

4）注意事项：①女性月经期不宜留取尿标本；②不可将粪便混于尿液中。

（2）12 小时或 24 小时尿标本的采集

1）目的：各种尿生化的检查。

2）用物：清洁带盖广口瓶（容量 3000～5000ml）、防腐剂。

3）流程：①查对医嘱，广口瓶上贴好标签，并注明起止时间；②核对患者，解释留尿的目的和方法；③嘱患者于清晨 7 点排空膀胱后开始留尿，直至次日清晨 7 点的最后一次尿液全部收集于广口瓶内（若留取 12 小时尿标本，则从晚上 7 点至次日清晨 7 点）；④集尿瓶应置于阴凉处，并根据检验要求加入防腐剂，以免尿液变质；

⑤留取最后一次尿液后，测总量，并记录于检验单上；

⑥充分混匀，从中留取适量（40ml 左右）及时送检。

（3）尿培养标本的收集

1）目的：取尿液标本作细菌学检查。

2）用物：导尿用物。

3）流程：①查对医嘱；②核对患者，解释留尿的目的和方法；③患者取半卧位或仰卧位，臀下放上便盆；④按无菌导尿术，清洁会阴，消毒尿道口；⑤导尿成功后，弃去前段尿，用无菌标本瓶接取中段尿 10ml，盖好瓶盖，贴上标签；⑥整理用物，送检标本。

4）注意事项：对于尿潴留、尿失禁、昏迷、不合作者，按无菌导尿术插导尿管留取 10ml 尿液于无菌标本瓶内，贴好标签送检。

6. 粪标本采集法

（1）粪便常规标本的采集

1）目的：检查粪便性状、颜色、混合物、寄生虫卵等。

2）用物：一次性清洁检验盒（内附检便匙）、清洁的便盆。

3）流程：①查对医嘱，贴标签于蜡纸盒上；②核对患者，解释留便的目的和方法；③嘱患者先排空膀胱，再解大便于便盆内；④取粪便中央部分或黏液脓血部分，小量置于检验盒内；⑤及时送检。

（2）粪便隐血标本的采集

1）目的：检查粪便内肉眼不能察觉的微量血液。

2）用物：同常规标本的采集。

3）流程：①嘱患者检查前 3 天禁食肉类、动物肝、血、及含大量叶绿素的食物和含铁剂的药物；②3 天后，按常规粪便标本收集法留取标本送检。

（3）粪便寄生虫检查标本的采集

1）目的：检查寄生虫、成虫、幼虫、虫卵。

2）用物：一次性清洁检验盒（内附检便匙）、清洁便盆。

3）流程：①查对医嘱，贴标签蜡纸盒上；②核对患者，解释留便目的及方法；③嘱患者排空膀胱，将大便排于清洁便盆内。

4）注意事项：①查寄生虫卵时，应在粪便的不同部位取带血及黏液的部分约5～10g置于便盆内送检；②服驱虫剂后或作血吸虫孵化检查，应留取全部粪便，送检；③查阿米巴原虫，在采集标本前，先用热水将便盆加温，便后连同便盆立即送检，因为阿米巴原虫在低温下可失去活力而难以查到。

【复习思考题】

1. 痰标本、咽拭子标本、尿标本、粪标本的采集方法及注意事项。

2. 血培养标本采集的注意事项。

笔记栏

（钟　秋）

见习十四 疼痛患者的护理

【见习要求】

1. 能准确说出疼痛的分类。

2. 了解影响疼痛的因素，掌握疼痛患者的护理。

【见习时数】 4 学时。

【见习准备】

1. 1 个患者/小组。

2. 学生穿好白大褂、戴好口罩和帽子。

【见习过程】

1. 老师详细讲解各种卧位的适用范围及具体实施情况。

2. 学生分组对患者的疼痛做护理计划。

3. 老师以提问的方式结束见习，或者实习前后开讨论会。

【知识精要】

（1）概念：疼痛是一种令人不快的感觉和情绪上的感受，伴有着现有的或潜在的组织损伤。

（2）疼痛的原因：①温度刺激；②化学刺激；③物理损伤；④病理改变；⑤心理因素。

（3）疼痛发生的机制：有关研究认为痛觉感受器是游离的神经末梢，当各种伤害性刺激作用于机体达到一定程度时，可引起受损部位的组织释放某些致痛物质，这些物质作用于痛觉感受器，产生痛觉冲动，并迅速沿传入神经传导至脊髓，通过脊髓丘脑束和脊髓网状束上行，传至丘脑，投射到大脑皮质的一定部位而引起疼痛。

痛觉感受器在角膜、牙髓的分布最为密集，皮肤次之，肌层内脏最为稀疏。根据其分布情况，可分为：①表层痛觉感受器；②深层痛觉感受器；③内脏痛觉感受器。

牵涉痛是疼痛的一种类型，表现为患者感到身体体表某处有明显痛感，而该处并无实际损伤。

（4）疼痛的分类

1）按疼痛病程分类：①急性痛；②慢性痛。

2）按疼痛程度分类：①微痛；②轻痛；③甚痛；④剧痛。

3）按疼痛性质分类：①钝痛；②锐痛；③其他：如跳痛、压榨样痛、牵拉样痛等。

4）按疼痛起始部位及传导途径分类：①皮肤痛；②躯体痛；③内脏痛；④牵涉痛；⑤假性痛；⑥神经痛。

5）按疼痛的部位分类：最常见的有头痛、胸痛、腹痛、腰背痛、骨痛、关节痛、肌肉痛等。

6）按疼痛的系统分类：神经系统疼痛、心血管系统疼痛、血液系统疼痛、呼吸系统疼痛、消化系统疼痛、内分泌系统疼痛、泌尿系统疼痛、运动系统疼痛、免疫系统疼痛和心理性疼痛。

（5）疼痛对个体的影响

1）精神心理方面的改变：①抑郁；②焦虑；③愤怒；④恐惧。

2）生理反应：①血压升高；②心率增快；③呼吸频率增快；④神经内分泌及代谢反应；⑤生化反应。

3）行为反应：①语言反应；②躯体反应。

（6）影响疼痛的因素：痛觉与疼痛阈、疼痛忍受力有关。影响疼痛的因素有：

1）客观因素：①年龄；②宗教信仰与文化；③环境变化；④社会支持；⑤行为作用；⑥医源性因素。

2）主观因素：①以往的疼痛经验；②注意力；③情绪；④对疼痛的态度。

（7）疼痛的护理评估

1）疼痛病史。

2）社会心理因素。

3）医疗史。

4）镇痛效果的评估。

5）评估疼痛程度：目前国际上常用的疼痛程度评分法有：①数字评分法；②文字描述评分法；③视觉模拟评分法；④面部表情疼痛评定法；⑤按 WHO 的疼痛分级标准进行评估，疼痛分为 4 级：0 级（无疼痛）、1级（轻度疼痛）、2 级（中度疼痛）、3 级（重度疼痛）；⑥Prince-Henry 评分法。

（8）疼痛的护理原则

1）全面、准确、持续地评估患者的疼痛。

2）消除和缓解疼痛。

3）协助病因治疗和及时正确用药。

4）社会心理支持和健康教育。

（9）疼痛的护理措施

1）减少或消除引起疼痛的原因。

2）合理运用缓解或解除疼痛的方法：①药物止痛；②物理止痛；③针灸止痛；④经皮神经电刺激疗法。

3）提供社会心理支持：①告知患者及家属，对疼痛有情绪反应是正常的，而且这将作为疼痛评估和治疗的一部分；②对患者及家属提供情感支持，让他们认识到疼痛是一个需要讲出来的问题；③告知患者及家属总会有可行的办法来充分地控制疼痛和其他令人烦恼的症状；④必要时帮助患者获得治疗并提供相关信息，教会患者应对技巧以缓解疼痛，增强个人控制能力。

4）恰当地运用心理护理方法及疼痛心理疗法：①减轻心理压力；②转移注意力和放松练习；③疼痛常用的心理治疗方法：安慰剂治疗、暗示疗法、催眠疗法、松弛疗法与生物反馈疗法、认知疗法、认知-行为疗法、群组心理治疗等。

5）积极采取促进患者舒适的措施。

6）健康教育：①指导患者准确描述；②指导患者客观叙述；③指导患者正确用药；④指导患者正确评价。

【复习思考题】

1. 什么是疼痛？疼痛的评分法有哪些？

2. 疼痛如何分级？

笔记栏

（阳　晶）

见习十五　病情观察及危重患者的抢救和护理

【见习要求】

1. 了解病情观察的意义及护理人员应具备的条件。

2. 叙述病情观察的方法和内容。

3. 掌握心跳、呼吸停止的指征。

4. 熟练并掌握基础生命支持技术。

5. 掌握心肺复苏的有效指针。

6. 了解洗胃的目的，掌握洗胃的方法。

7. 熟悉危重患者的护理。

【见习时数】　2学时。

【见习准备】

1. 示范患者1人/组。

2. 手电筒、血压计、听诊器、心肺复苏用物、洗胃用物。

【见习过程】

1. 带教老师讲解专科理论知识。

2. 示教室播放操作视频。

3. 学生分组到病房，见习带教老师具体操作。

4. 老师以提问方式结束见习。

【知识精要】　病情观察是医务人员临床工作的重要内容之一，通过对患者的病史和现状进行全面系统了解，对病情做出综合判断，可为诊断、治疗、护理和预防并发症提供依据。

1. 病情观察的内容　病情观察即医务人员运用视、触、嗅、听等方法及辅助仪器来获得患者信息的过程。

病情观察内容包括：

（1）一般情况

1）发育与体型。

2）饮食与营养。

3）表情与面容：①急性面容：见于急性感染性疾病，如肺炎球菌肺炎的患者；②慢性病容：见于慢性消耗性疾病，如恶性肿瘤、结核病等；③二尖瓣面容：见于风湿性心脏病患者；④贫血面容：见于各种类型的贫血患者；⑤其他：如表情冷漠见于伤寒患者，苦笑面容见于破伤风患者。

4）姿势与体位。

5）皮肤黏膜：注意皮肤黏膜的弹性、颜色、温度、湿度及出血、水肿、皮疹等情况。

6）排泄物：包括粪、尿、汗液、痰液等，应观察其性质与量等。

7）呕吐物：注意呕吐方式及呕吐物颜色、量、气味。

（2）生命体征

（3）意识：是大脑皮质功能活动的综合表现。任何原因引起大脑高级神经中枢功能损害时都可出现意识障碍。

分为：①嗜睡；②意识模糊；③昏睡；④昏迷（浅昏迷、中昏迷、深昏迷）。

（4）瞳孔

1）瞳孔的形状、大小和对称性：①正常瞳孔：呈圆形，位置居中，边缘整齐两侧等大等圆，自然光线下直径为 2～5mm；②瞳孔散大：瞳孔直径>5mm，见于颠茄类药物中毒、颅内高压及濒死状态；③瞳孔缩小：瞳孔直径<2mm，见于有机磷农药中毒及吗啡中毒；④两侧瞳孔不等大见于脑外伤、脑肿瘤、脑疝等。

（2）瞳孔对光反应。

（5）心理状态。

（6）特殊检查或药物治疗的观察。

2. 病情观察的重点对象

（1）新入院患者。

（2）危重患者。

（3）疑难病未确诊的患者。

（4）手术前后患者。

（5）老年患者及婴幼儿。

3. 危重患者的抢救

（1）抢救工作的组织管理与抢救设备

1）抢救工作的管理：①建立责任明确的系统组织结构；②制订抢救方案；③做好核对工作；④做好抢救记录；⑤安排护士参加医生的查房、会诊和病例讨论，了解患者病情、重点监测项目及抢救过程，配合恰当。

2）抢救设备的管理：①抢救室：急诊室要有单独抢救室；病区抢救室宜设置在靠近护士办公室的单独房间内；抢救室要宽敞、明亮、安静、整洁。②抢救床：最好选用能升降的活动床，必要时另备木板一块，作胸外心脏按压时使用。③抢救车。④急救设备。

（2）常用抢救技术之基础生命支持术

1）适应证：心跳、呼吸骤停的患者。

2）禁忌证：胸壁开放性损伤、肋骨骨折、胸廓畸形、心脏压塞。

3）操作流程：①核对患者、呼叫床号姓名、拍肩、呼唤，看反应（判断意识）。②判断是否有颈动脉搏动（10s 以内）。③立即呼救，看并报出时间。④去枕，移床头柜，床头距墙 50cm。⑤摆体位：去枕平卧，卧硬板床，解衣领、裤带，充分暴露胸部，术者站在或跪于患者一侧，必要时用脚踏凳。⑥定位：胸骨中、下 1/3 交界处，在胸骨中线与两乳头连线的相交处。⑦按压频率：频率 100~120 次/分、深度 5~6cm，按压与放松时间之比为 1:2，放松时手掌根部不离开胸壁，术者注意观察患者面色——按压 30 次。⑧开放气道清理分泌物：把患者头偏向一侧（口述无颈椎损伤），用纱布清理呼吸道分泌物（口述无义齿）后摆正头位，用仰头提颏或仰头抬颈法打开气道（疑有颈部损伤的患者则使用双下颌上提法）。⑨人工呼吸：在患者口鼻部盖一单层纱布；术者用保持患者头后仰的拇指和示指捏住患者鼻孔；术者深吸一口气后，屏气，双唇包住患者口部（不留空隙），用力吹气，使胸廓扩张；吹气后松开捏鼻孔的手，术者头稍抬起，侧转换气，同时观察胸廓复原情况——人工呼吸 2 次，人工呼吸频率为 8~10 次/分。⑩再进入第二个循环按压，成人 CPR 按压与人工呼吸比为 30:2，共 5 个循环。

评价复苏成功的标准：①能扪及大动脉搏动，肱动脉收缩压在 60mmHg 以上；②面色、口唇、甲床等颜色由发绀转为红润；③心电图波形改变，甚至恢复窦性心律；④瞳孔缩小，有时可有对光反应；⑤呼吸逐渐恢复；⑥昏迷变浅，出现反射或挣扎。

4）并发症及处理

A. 肋骨骨折：单处肋骨骨折以止痛、固定和预防肺部感染为主；多处肋骨骨折还应消除反常呼吸运动、保持呼吸道通畅和给氧。

B. 损伤性血气胸：吸氧；对于闭合性气胸，气体量少时无需特殊处理，量多时可胸腔穿刺排气；对于张力性气胸，行胸腔闭式引流；预防感染。

C. 心脏创伤：卧床休息，予以吸氧、心电监护；抗心律失常药物治疗；有充血性心力衰竭时，可给洋地黄。

（3）常用抢救技术之洗胃法

1）适应证：非腐蚀性毒物，如有机磷农药、安眠药、重金属类、生物碱及食物中毒等。

2）禁忌证：强腐蚀性毒物（如强酸、强碱）中毒、肝硬化伴食管胃底静脉曲张、胸主动脉瘤、胃癌、胃穿孔、消化道溃疡、消化道出血等。

3）操作流程：①携用物至床旁，核对患者床号、姓名、手腕带，解释，协助患者取去枕左侧卧位，戴口罩。②插电源，检查机器性能，连接管道。③嘱患者头偏向一侧，铺巾，置弯盘，戴手套。④打开胃管包，掷入一次性胃管、注射器，检查胃管是否通畅。⑤比量胃管插入长度，标记，石蜡油润滑，左手持纱布托住胃管，右手插管（口鼻均可），注射器抽取胃液，留取标本，证实在胃内（口述证实在胃内的其他3种方法），固定。⑥胃管连接机器管道，开电源，开洗胃机开关，按"手吸"键，吸出胃内容物；再按"自动"键，仪器即开始对胃进行自动冲洗，直至吸出液体澄清无味为止。在洗胃过程中严密观察病情变化及洗出胃液的颜色。⑦洗胃完毕，关闭开关，分离胃管，返折拔管。⑧协助患者漱口、洗脸，清理用物。

4）并发症及处理：①吸入性肺炎或窒息：立即停止洗胃，置患者头低脚高侧卧位，并立即通知医生紧急处理，用支纤镜或气管插管将异物吸出。②急性胃扩张或胃穿孔：发现液体只进不出，应查明原因，更换胃管或移动胃管位置；必要时停止操作，通知医生做相应处理；清醒患者可行催吐，以促进胃内液体排出；若发生急性胃穿孔，进行保守治疗时做好胃肠减压、输液，手术治疗则做好术前相关准备。③水电解质平衡失调：若引起低钠、低钾等，可酌情口服或静脉补充相应电解质；若引起循环负荷过重，按循环负荷过重对症处理。

4. 危重患者的护理

（1）保持呼吸道通畅

1）清醒患者：定时做深呼吸或轻拍背部促使分泌物咳出。

2）昏迷患者：头偏向一侧，及时吸出呼吸道分泌物。

（2）加强基础护理

1）维持清洁

A. 眼部护理：眼睛不能自行闭合者，涂眼膏或盖油纱布，保护角膜。

B. 口腔护理：保持卫生，增进食欲。

C. 皮肤护理：长期卧床患者应定时翻身、按摩、擦洗，保持局部皮肤清洁干燥，防止压疮发生。

2）维持肢体功能：病情许可，每日 2～3 次为患者作被动全范围关节活动。

3）补充营养和水分：对不能进食者，可采用鼻饲或完全胃肠外营养。

4）维持排泄功能：协助大小便，必要时导尿。

5）确保患者安全：①意识障碍、谵妄、躁动的患者，合理使用保护具，防止意外发生；②牙关紧闭、抽搐的患者，防止咬伤舌头。

6）保持导管通畅。

（3）监测生命体征。

（4）心理护理。

【复习思考题】

1. 如何判断复苏有效？

2. 洗胃的禁忌证有哪些？

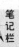

（周红艳）

见习十六　临终护理

【见习要求】

1. 了解临终关怀、濒死、死亡的概念。

2. 叙述濒死患者各阶段的临床表现及死亡的诊断依据。

3. 掌握死亡过程的分期。

4. 掌握尸体料理的技术。

【见习时数】　2学时。

【见习准备】

1. 人体模型每组一个。

2. 学生准备好笔记本，尸体护理用物。

【见习过程】

1. 带教老师讲解相关概念和理论知识。

2. 示教室老师播放操作视频并演示。

3. 学生分组以模型为对象按操作规程进行尸体护理，老师指导。

4. 老师以提问方式结束见习。

【知识精要】　当今社会，许多人都热心关注临终关怀事业，并积极投入适合中国国情的临终关怀研究和实践。临终关怀是一项利国利民的社会工程。

1. 临终关怀

（1）临终关怀的概念和意义

1）临终关怀的概念：又称善终服务、安宁照顾、终末护理、安息护理等。是给临终患者及其家属提供一种生理、心理、社会等方面的全面照料，使临终患者生命得到尊重，症状得到控制，生命质量得到提高，在临终时能够无痛苦、安宁、舒适地走完人生的最后旅程，使家属的身心健康得到维护和增强。

2）临终关怀的意义：①对临终患者的意义；②对患者家属的意义；③对医学的意义；④对社会的意义。

（2）临终关怀的发展。

（3）临终关怀的研究内容

1）临终患者及家属的需求。

2）临终患者的全面照护。

3）临终患者家属的照护。

4）死亡教育。

5）临终关怀模式。

6）其他。

（4）临终关怀的理念和组织形式

1）临终关怀的理念：①以照料为中心；②维护人的尊严和权利；③提高临终患者生命质量；④加强死亡教育以使其接纳死亡；⑤提供全面的整体照护。

2）临终关怀的组织机构：①独立的临终关怀院；②附设临终关怀机构；③居家式临终关怀；④癌症患者俱乐部。

（5）临终关怀机构的基本服务项目

1）姑息性医疗照护。

2）临终护理。

3）临终心理咨询和辅导。

4）临终关怀社会服务。

2. 濒死与死亡

（1）濒死与死亡的定义

1）濒死：即临终，指患者已经接受治疗性和姑息性的治疗后，虽然意识清楚，但病情加速恶化，各种迹象显示生命即将终结。

2）死亡：血液循环全部停止及由此导致的呼吸、心跳等身体重要生命活动的终止。

（2）死亡的标准

1）无感受性和反应性。

2）无运动、无呼吸。

3）无反射。

4）脑电波平坦。

上述标准24小时内经反复复查无改变，并排除体温过低（低于32.2℃）及中枢神经系统抑制剂的影响，即可做出脑死亡的诊断。

（3）死亡过程的分期

1）濒死期：又称临终期，是临床死亡前主要生命器官功能极度衰弱、逐渐趋向停止的时期。

2）临床死亡期：是临床上判断死亡的标准，此期中枢神经系统的抑制过程已由大脑皮层扩散到皮层以下部位，延髓处于极度抑制状态。

3）生物学死亡期：指全身器官、组织、细胞生命活动停止，也称细胞死亡。分为：①尸冷：最先发生的尸体现象，一般死后10小时内尸温下降速度约为每小时1℃，10小时后为每小时0.5℃，大约24小时左右，尸温与环境温度相同。测量尸温常以直肠温度为标准。②尸斑：皮肤呈现暗红色斑块或条纹状称尸斑，尸斑的出现时间是死亡后2～4小时，最易发生于尸体的最低部位，尸体料理时，应注意将尸体仰卧，头下置枕，以防面部变色。③尸僵：尸体肌肉僵硬，关节固定称为尸僵，尸僵多先由咬肌、颈肌开始，向下至躯干、上肢和下肢。尸僵一般在死后1～3小时开始出现，4～6小时扩展到全身，12～16小时发展至最硬，24小时后尸僵开始减弱，肌肉逐渐变软，称为尸僵缓解。④尸体腐败：死亡后机体组织的蛋白质、脂肪和碳水化合物因腐败细菌的作用而分解的过程称为尸体腐败，表现为尸臭、尸绿等，一般在死后 24 小时先在右下腹出现，逐渐扩散至全腹，最后波及全身。

3. 临终患者及家属的护理

（1）临终患者的生理评估及护理

1）评估的内容包括：①肌张力丧失，出现大小便失禁、肢体软弱无力、吞咽困难等；②循环功能衰竭；③胃肠道蠕动功能逐渐减弱；④呼吸功能减退；⑤知觉改变；⑥意识改变；⑦疼痛。

2）临终患者的身体护理：①改善呼吸功能；②减轻疼痛；③促进患者舒适；④加强营养，增进食欲；⑤减轻感知觉改变的影响；⑥观察病情变化。

（2）临终患者的心理评估及护理

1）临终患者的心理评估：分为五期①否认期；②愤怒期；③协议期；④忧郁期；⑤接受期。

2）临终患者的心理护理：临终患者的心理变化：①否认期：理解并陪伴患者，与患者做更好的沟通，行为上不要强化其否认，进行死亡教育；②愤怒期：倾听、允许发怒、抱怨，善于理解、宽容、安抚患者，并预防意外、做好家属工作；③协议期：加强患者心理及身体护理、尽量满足患者要求、尊重患者的意愿，以减轻痛苦、控制症状；④忧郁期：同情、理解、安排亲朋好友见面，提供机会表达悲伤，用音乐或其他活动分散其注意力；⑤接受期：尊重患者的信仰、减少外界干扰、加强生活护理，尽可能帮助患者完成未了的心愿，让患者安详、平静的离开人世。

（3）临终患者家属的护理

1）临终患者家属的心理反应：①个人需要的推迟或

放弃；②家庭角色、职务的调整与再适应；③压力增加，社会交往减少。

2）临终患者家属的护理：①尽量满足家属照顾患者的需要，减少家属的压力；②鼓励家属表达感情，尽量让其释放情绪，不要压抑；③正确指导家属对患者的生活照料；④协助并维持家庭的完整性，减少后顾之忧；⑤满足家属本身的生理、心理和社会方面的需求。

4. 死亡后护理

（1）尸体护理技术

1）目的：①使尸体清洁，维护良好的尸体外观，易于辨认；②安慰家属，减少哀痛。

2）用物准备：①治疗车上层：血管钳、剪刀、尸体识别卡 3 张、松节油、绷带、不脱脂棉球、梳子、尸袋或尸单、衣裤、鞋、袜等；有伤口者备换药敷料，必要时备隔离衣和手套等；擦洗用具、手消毒液。②治疗车下层：生活垃圾桶、医用垃圾桶。③其他：酌情备屏风。

3）操作流程：①携用物至床旁，屏风遮挡；②劝慰家属；③撤去一切治疗用品；④体位；⑤清洁面部，整理遗容；⑥填塞孔道；⑦清洁全身；⑧包裹尸体；⑨运送尸体；⑩操作后处理；⑪操作前后洗手。

4）注意事项：①患者经抢救无效，由医生证明，确定已经死亡，方可进行尸体护理；②患者死亡后，应立即护理其尸体，以防尸体僵硬；③认真填写尸体识别卡，便于辨认；④若系传染病者，死后料理应严格按隔离技术进行，医疗废物应消毒后再处理。

（2）丧亲者的护理

1）丧亲者的心理反应：①冲击与怀疑期；②逐渐承认期；③恢复常态期；④克服失落感期；⑤理想化期；⑥恢复期。

2）影响丧亲者调试的因素：①对死者的依赖程度及亲密度；②患者病程的长短；③死者的年龄与家人的年龄；④家属的文化水平与性格；⑤其他支持系统；⑥失去亲人后的生活改变。

3）丧亲者居丧期的护理：①做好死者的尸体护理，让家属安心；②心理疏导；③尽量满足丧亲者的需要；④鼓励丧亲者之间相互安慰；⑤协助解决实际困难；⑥协助建立新的人际关系；⑦协助培养新的兴趣；⑧对丧亲者的访视。

【复习思考题】

1. 简述脑死亡的诊断标准。

2. 试述临终患者的心理变化。

3. 简述死亡过程的分期、各期特点。

笔记栏

（徐丽丽）

见习十七　医疗与护理文件

【见习要求】

1. 复习记录医疗、护理文件的意义及原则。

2. 能够熟练进行护理记录单的记录，正确处理各种医嘱。

3. 能够熟练的进行交班报告书写。

【见习时数】　4学时。

【见习准备】

1. 示范病历1份/组。

2. 学生准备纸、笔。

【见习过程】

1. 老师讲解本次见习节相关理论知识。

2. 每组发一份示范病历，老师提问，学生讨论。

3. 根据病历，每个学生按要求书写好医疗护理记录。

4. 老师以提问方式结束见习。

【知识精要】　医疗与护理文件包括医疗文件和护理文件两部分，是医院和患者重要的档案资料，也是教学、科研、管理以及法律上的重要资料。护理记录是护士对患者进行病情观察和实施护理措施的原始文字记载，是临床护理工作的重要组成部分。

1. 医疗与护理文件的记录和管理

（1）医疗与护理文件的记录

1）记录的意义

A. 提供信息：医疗与护理文件是关于患者病情变化、诊疗护理以及疾病转归全过程的客观全面、及时动态的记录，是医护人员进行正确诊疗、护理的依据，同时也是加强各级医护人员之间交流与合作的纽带。

B. 提供教学与科研资料：标准、完整的医疗护理记录体现出理论在实践中的具体应用，是最好教学资料。一些特殊病例还可以作为进行个案教学分析与讨论的良好素材。完整的医疗护理记录也是科研的重要资料，尤其是对回顾性研究具有重要的参考价值。

C. 提供评价依据：各项医疗与护理记录，它既是医院护理管理的重要信息资料，又是医院进行等级评定及对护理人员考核的参考资料。

D. 提供法律依据：医疗与护理记录是具有法律效应的文件，是为法律所认可的证据。

2）记录的原则：及时、准确、完整、简要、清晰是书写各项医疗与护理记录的基本原则。

A. 及时：医疗与护理记录必须及时，不得拖延或提早，更不能漏记、错记，以保证记录的时效性，维持最新资料。

B. 准确：是指记录的内容必须在时间、内容及可靠程度上真实、无误，尤其对患者的主诉和行为应进行详细、真实、客观的描述，不应是护理人员的主观解释和有偏见的资料，而应是临床患者病情进展的科学记录，必要时可成为重要的法律依据。

C. 完整：眉栏、页码须填写完整。各项记录，尤其是护理表格应按要求逐项填写，避免遗漏。记录应连续，不留空白。每项记录后签全名，以示负责。

D. 简要：记录内容应重点突出、简洁、流畅。应使用医学术语和公认的缩写，避免笼统、含糊不清或过多修辞，以方便医护人员快速获取所需信息。

E. 清晰：按要求分别使用红、蓝（黑）钢笔书写。字迹清楚，字体端正，保持表格整洁，不得涂改、剪贴和滥用简化字。

（2）医疗与护理文件的管理

1）管理要求

A. 各种医疗与护理文件按规定放置，记录和使用后必须放回原处。

B. 必须保持医疗与护理文件的清洁、整齐、完整，防止污染、破损、拆散、丢失。

C. 患者及家属不得随意翻阅医疗与护理文件，不得擅自将医疗护理文件带出病区；因医疗活动或复印、复制等需要带离病区时，应当由病区指定专门人员负责携带与保管。

D. 医疗与护理文件应妥善保存。

E. 患者本人或其代理人、死亡患者近亲属或其代理人、保险机构有权复印或复制患者的门（急）诊病历、住院志、体温单、医嘱单、化验单（检验报告）、医学影像检查资料、特殊检查（治疗）同意书、手术同意书、手术及麻醉记录单、病理报告、护理记录、出院记录以及国务院卫生行政部门规定的其他病历资料。

F. 发生医疗事故纠纷时，应于医患双方同时在场的情况下封存或启封死亡病例讨论记录、疑难病例讨论记录、上级医师查房记录、会诊记录、病程记录、各种检查报告单、医嘱单等，封存的病历资料可以是复印件，封存的病历由医疗机构负责医疗服务质量监控的部门或者专（兼）职人员保管。

2）病历排列顺序

A. 住院期间病历排列顺序：①体温单（按时间先

后倒排）；②医嘱单（按时间先后倒排）；③入院记录；
④病史及体格检查；⑤病程记录（手术、分娩记录单等）；
⑥会诊记录；⑦各种检验和检查报告；⑧护理记录单；
⑨长期医嘱执行单；⑩住院病历首页；⑪门诊和（或）
急诊病历。

B. 出院（转院、死亡）后病历排列顺序：①住院病
历首页；②出院或死亡记录；③入院记录；④病史及体
格检查；⑤病程记录；⑥各种检验及检查报告单；⑦护
理记录单；⑧医嘱单（按时间先后顺排）；⑨长期医嘱执
行单；⑩体温单（按时间先后顺排）。

2. 医疗与护理文件的书写

（1）体温单

1）眉栏：①用蓝（黑）钢笔填写姓名、年龄、性别、
科别、床号、入院日期及住院病历号等项目；②填写"日
期"栏时，每页第一天应填写年、月、日，其余六天只
写日；③填写"住院天数"栏时，从患者入院当天为第
一天开始填写，直至出院；④填写"手术（分娩）后天
数"栏时，用红钢笔填写，以手术（分娩）次日为第一
日，依次填写至第十四日为止。

2）40～42℃横线之间

A. 用红钢笔在 40～42℃横线之间相应的时间格内
纵向填写患者入院、转入、手术、分娩、出院、死亡等，
除了手术不写具体时间外，其余均采用 24 小时制，精确
到分钟。

B. 填写要求：①入院、转入、分娩、出院、死亡
等项目后写"于"或划一竖线，其下用中文书写时间；
②手术不写具体手术名称和具体手术时间；③转入时间
由转入病区填写。

3）体温、脉搏曲线的绘制和呼吸的记录：①体

温曲线的绘制；②脉搏、心率曲线的绘制；③呼吸的记录。

4）底栏：①血压；②入量；③尿量；④大便次数；⑤体重；⑥身高；⑦其他；⑧页码。

（2）医嘱单

1）与医嘱相关的表格：①医嘱记录单；②各种执行卡；③长期医嘱执行单。

2）医嘱的种类：①长期医嘱：指自医生开写医嘱起，至医嘱停止，有效时间在24小时以上的医嘱。②临时医嘱：有效时间在24小时以内，应在短时间内执行，有的需立即执行（st），通常只执行一次。③备用医嘱：根据病情需要分为长期备用医嘱和临时备用医嘱两种，前者指有效时间在24小时以上；必要时用，两次执行之间有时间间隔，由医生注明停止日期后方为失效，后者指自医生开写医嘱起12小时内有效，必要时用，过期未执行则失效。

3）医嘱的处理

A. 长期医嘱处理：医生开写长期医嘱于长期医嘱单上，注明日期和时间，并签上全名。护士将长期医嘱单上的医嘱分别抄录至各种执行卡上（如服药单、注射单、治疗单、输液单、饮食单等），抄录时须注明执行的具体时间并签全名。

B. 临时医嘱处理：医生开写临时医嘱于临时医嘱单上，注明日期和时间，并签上全名。需立即执行的医嘱，护士执行后，必须注明执行时间并签上全名。有限定执行时间的临时医嘱，护士应及时抄录至临时治疗本或交班记录本上。会诊、手术、检查等各种申请单应及时送到相应科室。

C. 备用医嘱处理：①长期备用医嘱的处理：由医生

开写在长期医嘱单上，必须注明执行时间，护士每次执行后，在临时医嘱单内记录执行时间并签全名，以供下一班参考。②临时备用医嘱的处理：由医生开写在临时医嘱单上，12小时内有效。过时未执行，则由护士用红笔在该项医嘱栏内写"未用"二字。

D. 停止医嘱的处理：停止医嘱时，应把相应执行单上的有关项目注销，同时注明停止日期和时间，并在医嘱单原医嘱后，填写停止日期、时间，最后在执行者栏内签全名。

E. 重整医嘱的处理：凡长期医嘱单超过3张，或医嘱调整项目较多时需重整医嘱。重整医嘱时，由医生进行，在原医嘱最后一行下面划一红横线，在红线下用蓝（黑）钢笔写"重整医嘱"，再将红线以上有效的长期医嘱，按原日期、时间排列顺序抄于红线下。抄录完毕核对无误后签上全名。

4）注意事项

A. 医嘱必须经医生签名后方为有效。在一般情况下不执行口头医嘱，在抢救或手术过程中医生下口头医嘱时，执行护士应先复诵一遍，双方确认无误后方可执行，事后应及时据实补写医嘱。

B. 处理医嘱时，应先急后缓。

C. 对有疑问的医嘱，必须核对清楚后方可执行。

D. 医嘱需每班、每日核对，每周总查对，查对后签全名。

E. 凡需下一班执行的临时医嘱要交班，并在护士交班记录上注明。

F. 凡已写在医嘱单上而又不需执行的医嘱，不得贴盖、涂改，应由医生在该项医嘱的第二字上重叠用红笔写"取消"字样，并在医嘱后用蓝（黑）钢笔签全名。

（3）出入液量记录单

1）记录内容和要求：①每日摄入量；②每日排出量。

2）记录方法：①用蓝（黑）钢笔填写眉栏各项，包括患者姓名、科别、床号、住院病历号、诊断及页码。②日间7时至19时用蓝（黑）钢笔记录，夜间19时至次晨7时用红钢笔记录。③记录同一时间的摄入量和排出量，在同一横格上开始记录；对于不同时间的摄入量和排出量，应各自另起一行记录。④12小时或24小时就患者的出入量做一次小结或总结。⑤不需要继续记录出入液量后，记录单无须保存。

（4）特别护理记录单

1）记录内容：包括患者的生命体征、出入量、病情动态、护理措施、药物治疗效果及反应等。

2）记录方法：①用蓝（黑）钢笔填写眉栏各项，包括姓名、年龄、性别、科别、床号、住院病历号、入院日期、诊断等。②日间7时至19时用蓝（黑）钢笔记录，夜间19时至次晨7时用红钢笔记录。③及时准确地记录患者的体温、脉搏、呼吸、血压、出入量等；计量单位写在标题栏内，记录栏内只填数字；记录出入量时，除填写量外，还应将颜色、性状记录于病情栏内，并将24小时总量填写在体温单的相应栏内。④病情及处理栏内要详细记录患者的病情变化、治疗、护理措施以及效果，并签全名。⑤12小时或24小时就患者的总出入量、病情、治疗护理做一次小结或总结。⑥患者出院或死亡后，特别护理记录单应随病历留档保存。

（5）病区交班报告：是由值班护士书写的书面交班报告，其内容为值班期间病区的情况及患者病情的动态变化。通过阅读病室交班报告，接班护士可全面掌握整个病区的患者情况、明确需继续观察的问题和实施的护理。

1）交班内容：①出院、转出、死亡患者；②新入院及转入患者；③危重患者、有异常情况以及做特殊检查或治疗的患者；④手术患者；⑤产妇；⑥老年、小儿及生活不能自理的患者。

2）书写顺序：①用蓝（黑）钢笔填写眉栏各项，如病区、日期、时间、患者总数、入院、出院、转出、转入、手术、分娩、病危及死亡患者数等。②先写离开病区的患者（出院、转出、死亡），再写进入病区的患者（入院、转入），最后写本班重点患者（手术、分娩、危重及有异常情况的患者）；同一栏内的内容，按床号先后顺序书写报告。

3）书写要求

①应在经常巡视和了解患者病情的基础上认真书写；②书写内容应全面、真实、简明扼要、重点突出；③字迹清楚、不得随意涂改、粘贴，日间用蓝（黑）钢笔书写，夜间用红钢笔书写；④填写时，先写姓名、床号、住院病历号、诊断，再简要记录病情、治疗和护理；⑤对新入院、转入、手术、分娩患者，在诊断的右下角分别用红笔注明"新"、"转入"、"手术"、"分娩"，危重患者用红笔注明"危"或做红色标记"※"；⑥写完后，注明页数并签全名；⑦护士长应对每班的病区交班报告进行检查，符合质量后签全名。

（6）护理病历：目前，各医院护理病历的设计不尽相同，一般包括入院评估表、住院评估表、护理计划单、护理记录单、出院指导和健康教育等。

1）入院评估表：用于对新入院患者进行初步的护

理评估，并通过评估找出患者的健康问题，确立护理诊断。

2）住院评估表：为及时、全面掌握患者病情的动态变化，护士应对其分管的患者视病情每班、每天或数天进行评估。评估内容可根据病种、病情不同而有所不同。

3）护理计划单：即护理人员对患者实施整体护理的具体方案。

4）护理记录单：护理记录单是护士运用护理程序的方法为患者解决问题的记录。其内容包括患者的护理诊断/问题、护士所采取的护理措施和执行措施后的效果等。

5）健康教育计划：健康教育计划是为恢复和促进患者健康并保证患者出院后能获得有效的自我护理能力而制订和实施的帮助患者掌握健康知识的学习计划与技能训练计划。主要内容包括：

A. 住院期间的健康教育计划：入院须知、病区环境介绍、医护人员概况；疾病的诱发因素、发生与发展过程及心理因素对疾病的影响；可采取的治疗护理方案；有关检查的目的及注意事项；饮食与活动的注意事项；疾病的预防及康复措施等。

B. 出院指导：出院指导是对患者出院后的活动、饮食、服药、伤口护理、复诊等方面进行指导。

【复习思考题】

1. 长期备用医嘱与临时备用医嘱的区别是什么？

2. 书写病室报告的要求是什么？

（贺玲玲）